Irene Krupski
Der elfte Patient

Irene Krupski

Der elfte Patient

Eine Hirnblutung überlebt

●
edition fischer
im
R. G. Fischer Verlag

Dieses Buch ist authentisch, lediglich persönliche Namen wurden geändert. Es basiert auf dem medizinischen Stand des Jahres 2000.

Es war mir ein Bedürfnis, die dramatischen Ereignisse niederzuschreiben als mögliche Hilfe für alle, die von gleichen oder ähnlichen Schicksalsschlägen heimgesucht wurden oder werden.

Die Erinnerungen an den Beginn der Ereignisse sind bis heute nicht verblasst, noch immer sehe ich mich durch Büchereien rennen auf der Suche nach Informationen. Vergebens, entweder die Abhandlungen waren rein wissenschaftlich abgefasst, für mich als Nichtmedizinerin schwer verständlich, oder dienten ausschließlich der Unterhaltung. Hiermit will ich beides verbinden.

Stets habe ich versucht, von Ärzten Einzelheiten über die Krankheit und deren Behandlung zu erfahren, konnte wegen der verwendeten Fachbegriffe jedoch häufig vieles nicht nachvollziehen. Nahm ich zu Hause ein Nachschlagewerk zur Hand, hatte ich bereits vergessen, welche Worte ich eigentlich suchte. Aus diesem Grunde habe ich häufig sich wiederholende medizinische Begriffe niedergeschrieben und zum besseren Verständnis in eine allgemein verständliche Sprache umgesetzt.

Bibliografische Information Der Deutschen Bibliothek
Die Deutsche Bibliothek verzeichnet diese Publikation in der Deutschen Nationalbibliografie; detaillierte bibliografische Daten sind im Internet über http://dnb.ddb.de abrufbar

© 2005 by R.G.Fischer Verlag
Orber Str. 30, D-60386 Frankfurt/Main
Alle Rechte vorbehalten
Schriftart: Bodoni 11°
Herstellung: Satz*Atelier* Cavlar / NL
Printed in Germany
ISBN 3-8301-0808-7

Inhaltsverzeichnis

Endlich Urlaub!

Ich erwache aus tiefem Schlaf, durchströmt von einem behaglichen Glücksgefühl. Am heutigen Sonntag können wir nach langen Arbeitstagen ausschlafen! Nicht nur das, noch nicht völlig wach, dringt das Besondere in mein Bewusstsein. Unser erster gemeinsamer Urlaub beginnt heute. Wir werden eine Woche ausspannen. Wir, das sind Sven und ich. Wohlig kuschele ich mich in meine warme Bettdecke, denke zurück.

Vor zwei Jahren begegneten wir uns in meinem Büro zum ersten Mal. Es war keine Liebe auf den ersten Blick, auch nicht auf den zweiten. Ich bin (immer noch) verheiratet mit einem achtzehn Jahre älteren Mann, recht zufrieden mit meinem ruhigen Leben ohne Höhen und Tiefen, erwartete keine Veränderungen.

Bis unerwartet nach dem Stress eines mit Sven beruflich gemeinsam verbrachten Tages meine Welt sich grundlegend zu wandeln begann.

Eigentlich wollten wir zum Arbeitsausklang lediglich ein Glas Wein trinken. Daraus wurden mehrere, viel hatten wir uns zu erzählen, entdeckten unvermutet Gemeinsamkeiten, diskutierten, lachten miteinander. Unmerklich waren Stunden verflogen, der Morgen graute.

In der Folgezeit führten unsere beruflichen Tätigkeiten, ich bin alleinige Angestellte in einem gemeinnützigen Verein, der von ehrenamtlich tätigen Vorstandsmitgliedern geleitet wird, uns weiter häufig zusammen, wir wurden einander vertraut. Mehr geschah nicht, private Treffen schlug ich aus. Bis zu einem Abend, da besuchte ich Sven in seiner

Wohnung. Ausschlaggebend dafür war nicht er, sondern eine kleine, getigerte Katze, die wollte ich unbedingt kennen lernen. Mit ihr schmusen, wenn sie es erlauben sollte. Ich bin eine absolute Katzennärrin.

Die kleine Tigerin hat mein Herz im Sturm erobert. Von Stund an besuchte ich so oft wie irgend möglich das laut schnurrende Pelztier oder Sven, wen in erster Linie, ich weiß es heute nicht mehr. Meine Aufenthalte bei den beiden nach der Büroarbeit wurden länger, häufiger. Gestohlene Stunden, die ich eigentlich mit meinem Ehemann hätte verbringen sollen. Damit begann der Anfang vom Ende.

Wir Eheleute entfernten uns mehr und mehr voneinander, mir fielen kaum noch plausible Ausreden ein, um meine häufige Abwesenheit zu erklären. Spannungen eskalierten zu Vorwürfen, vertrieben mich immer mehr. Bis ich schließlich kaum noch nach Hause gehen mochte.

Eines Abends waren alle Bedenken vergessen, ich blieb bei Sven. Wunderschön diese erste gemeinsame Nacht, ich erwachte glücklich in seinen Armen. Das war der schicksalsverändernde Morgen, an dem Sven mich bat, seine Frau zu werden. Sehr gegenwärtig erinnere ich mich an meine Reaktion: Verblüffung, helles Lachen. Unmöglich, Sven wusste doch, dass ich verheiratet bin, mich trotz des Altersunterschiedes an meinen Mann gebunden fühlte. Den ich schließlich doch verließ, weil ich ihn durch meine veränderten Gefühle kaum mehr ertragen konnte.

Seit einem Jahr nun wohne ich bei Sven, lebe vorerst lediglich von meinem Ehemann getrennt. Ich werde darüber nachdenken, ob ich nun eine Scheidung anstrebe. Später werde ich entscheiden, ob ich Sven heiraten möchte, sollte ich frei sein. Darüber bin ich mir noch nicht im Klaren. Wir haben so viel Zeit! Welch ein Irrtum!

Schluss mit der Vergangenheit. Ich freue mich auf die vor uns liegenden Tage. Kein Büro, keine unablässig klingelnden Telefone, keine Meetings. Meine Hand tastet zur Seite, trifft zärtlich den geliebten Mann, Sven. Zwei Arme umfangen mich, behaglich schmiege ich mich an ihn. Eigentlich will ich aufstehen, denn wir wollen möglichst früh losfahren.

Daraus wird vorerst nichts. Wie immer, wenn unsere Zeit es irgendwie zulässt, bleibt es nicht bei einer kurzen Berührung. Wir lieben uns. Mit jäher Unterbrechung. Ich bin erschrocken, was ist geschehen?

Erbarmungswürdiges Stöhnen. Kerzengerade sitze ich im Bett, verwirrt und verängstigt. Mein groß gewachsener Mann, er misst fast zwei Meter, zieht mich nach einer mir endlos erscheinenden Zeit liebevoll an sich und erklärt es mir.

Die erste Warnung

Ein kurzer, heißer Schmerz durchjagte seinen Kopf, nicht vergleichbar mit den ihn häufig plagenden Kopfschmerzen.

Wegen dieser seit etwa fünf Jahren auftretenden Kopfschmerzen über Stirn und Augen hat er unzählige Untersuchungen bei Ärzten der Fachbereiche Augen, Hals/Nase/Ohren, Neurologie über sich ergehen lassen. Alle erbrachten keine Diagnose, mit der fatalen Folge, dass Sven die Schmerzen seither als unabwendbar erträgt. Ich habe mich an seine inzwischen leise gewordenen Klagen gewöhnt, denke, es würde schon nicht so schlimm sein.

Wie Unrecht ich ihm damit tue, werde ich bald erfahren müssen.

Verwundert bin ich allerdings über seinen hohen Tablettenkonsum. Wegen zu hohen Blutdrucks nimmt er täglich morgens das blutdrucksenkende Medikament »Betablocker«, seit etwa zehn Jahren in gleicher Dosierung. Darüber mache ich mir kaum Gedanken, schließlich befindet er sich in ständiger ärztlicher Obhut.

Doch die zusätzliche regelmäßige Einnahme starker Schmerzmittel, häufig mehrere Tabletten am Tag, bereitet mir Sorgen. Ich beruhige mich damit, dass er wohl wissen wird, was er verträgt. Zumal, da die Ursache nicht festgestellt werden kann, keine Alternative besteht.

Während ich darüber nachdenke, suche ich in der Hausapotheke nach Tabletten. Mit viel Wasser schluckt er gleich zwei.

Nach einiger Zeit ist der Schmerz vergangen. Sven nimmt mich erneut in die Arme, besonders intensiv und stark erleben wir unsere abrupt unterbrochene Liebe. Aneinander geschmiegt sammeln wir schließlich neue Kräfte. Ein merkwürdiger Sonntagmorgen ist das heute.

Schließlich springe ich auf, Kaffeedurst und Reiselust haben mich gepackt. Sven frühstückt sehr wenig, möchte sich noch einmal hinlegen, bittet um einen zweistündigen Aufschub unseres Reisestarts. Lachend bin ich natürlich einverstanden. Er verschwindet wieder im Bett, während ich fröhlich alles startklar herrichte für die Woche, in der wir unserer Heimatstadt Berlin den Rücken kehren werden.

Ich freue mich darauf, seine in Bayern lebende Familie kennen zu lernen. Eine Reise in den Norden würde ich zwar bevorzugen, mich begeistert flaches Land, steifer Wind, Wellen und Meer, doch gut, eine Woche werde ich mich auch mit den Bergen anfreunden.

Nun bin ich doch ein bisschen beunruhigt. Schläft Sven immer noch? Wir sollten bald losfahren. Da rumort es im Bad, alles in Ordnung.

Weit gefehlt, wie sich herausstellen wird.

Sven schleppt die Koffer von unserer Dachterrassenwohnung drei Treppen hinab zum Auto. Nach kurzer Zeit steht er kopfschüttelnd wieder vor mir, warum nur ist das Gepäck so schwer? Wie üblich habe ich zu viel eingepackt. Dann folgt schon die nächste Katastrophe: Das Auto hat einen Platten. Unerklärlich, denn der Wagen steht in der Garage. Es hilft nichts, ein Reifen muss gewechselt werden. Ich sorge mich, die neuerliche körperliche Anstrengung könnte sich auf seinen Kopf auswirken.

Schließlich starten wir mit gut zweistündiger Verspätung, verlassen um 12.00 Uhr mittags Berlin.

Die Fahrt

Rasch kommen wir voran, die Autobahn A 9 Berlin–München ist kaum befahren, nur wenige Lkw sind unterwegs, sonntags herrscht für sie Fahrverbot. Ein Grund, weshalb wir den heutigen Tag als Reisebeginn gewählt haben. Die Sonne gleißt von einem strahlend blauen, wolkenlosen Himmel, lässt den nahen Sommer erahnen. Herrliches Wetter, ideal für eine lange Autofahrt.

Sven lehnt seinen Kopf an die Kopfstütze. Ungewöhnlich. Ein wenig beängstigt frage ich, ob ich das Steuer übernehmen soll. Möchte er nicht, damit bin ich ganz zufrieden. So kann ich entspannt die Gegend betrachten, das Erwachen der Natur nach dem langen Winter genießen.

Unser Zielort ist ein kleines Nest bei München. Dort lebt seine Stiefmutter Anneliese. Viel habe ich von ihr gehört, in meiner Vorstellung ist sie bereits lebendig geworden. Wir werden ihre beiden Töchter, Svens Stiefschwestern, sowie einige seiner Freunde besuchen. Ob sie mir gefallen?

Gleich werden wir unser Ziel erreichen, beschließen zuvor eine kurze Pause am Waldrand. Wir laufen ums Auto, recken die verspannten Körper, trinken starken, heißen Kaffee. Sven bemerkt, wie wohltuend die kühle, frische Luft seinem Kopf tut. Dennoch nimmt er schon wieder eine Tablette.

Am heutigen Tag ist sein Medikamentenverbrauch entschieden zu hoch. Mein Unbehagen darüber beschwichtige ich damit, dass wir nur noch kurze Zeit unterwegs sind. Morgen wird alles wieder bestens sein. Eine Woche Urlaub zum Auftanken, danach können wir uns erneut voll ins Arbeitsleben stürzen. Noch niemals habe ich mich so geirrt.

Unser Ziel ist erreicht. Eine zierliche, lebhafte Dame begrüßt uns. Achtzig Jahre alt ist sie, kaum zu glauben.

Völlig anders natürlich, als ich sie mir vorgestellt habe. Unkompliziert, fröhlich. Sie teilt ihr Haus mit nur einem Mitbewohner, dem schwarz-weißen Cockerspaniel Paule, der uns lautstark umspringt. Ich denke amüsiert, diesmal verbringe ich keinen Urlaub im Norden mit schwarz-weißen Kühen, sondern in Bayern mit einem kleinen schwarz-weißen Hund. Auch gut. Überlegungen, die sich in mir eingebrannt haben als Anfang einer Kette unvorhersehbarer Ereignisse.

Kein Gefühl der Fremdheit besteht, wir sind miteinander vertraut, als würden wir uns ewig kennen. Dies hier wird unsere Station sein, von hier wollen wir unsere Unternehmungen starten, hierher wollen wir immer wieder zurückkehren.

Voller Erwartung brenne ich darauf, auch die übrigen Verwandten und Freunde kennen zu lernen. Zum krönenden Abschluss unserer Bayernwoche werden wir das neu inszenierte König-Ludwig-Festival in der eigens dafür erbauten Halle am Forggensee besuchen, danach unsere Rückfahrt nach Berlin antreten.

Jetzt sind wir erst einmal angekommen, essen gemeinsam zu Abend. Viel gibt es zu erzählen, gerade erörtern wir unsere Wochenplanung. Plötzlich wird Svens Gesicht aschfahl, er schreit auf. Mein Kopf! Voller Schrecken bleibt mir der Bissen im Halse stecken, mein Besteck fällt klirrend zu Boden.

Sofort erinnere ich mich, dass Sven während der Fahrt wiederholt Kühle am Kopf als angenehm empfunden hat. Die Tagestemperaturen sind stark gesunken. Ich rate ihm deshalb, auf die Terrasse zu gehen.

Er schiebt seinen Stuhl zurück, wankt, stürzt zu Boden, schlägt mit dem Kopf gegen einen Schrank.

Wettlauf mit der Zeit

Ich springe auf, hocke neben Sven, rede beruhigend auf ihn ein. Ob er mich versteht, weiß ich nicht. Ich versuche, Erklärungen für seinen Zustand zu finden. Zu viele Tabletten, unsere Liebe am Morgen, das Kofferschleppen, der Reifenwechsel, die lange Autofahrt mit nur wenigen kurzen Pausen. Er hat sich einfach zu viel zugemutet, versuche ich mich zu beruhigen. Anneliese fragt besorgt, ob sie ihre Hausärztin rufen soll. Ich schüttele den Kopf, so besorgniserregend erscheint mir die Situation nicht.

Umorganisieren müssen wir wohl allerdings die geplante Unterbringung im Haus. Statt wie vorgesehen ein Zimmer in der ersten Etage zu beziehen, werden wir nun in einem zu ebener Erde bleiben, ein Transport des großen Mannes in das obere Geschoss erscheint mir unmöglich. Sicher schon morgen können wir alles ändern.

Erneut versuche ich mit Sven zu sprechen. Anfangs reagiert er schwach, jetzt jedoch gibt er kein Lebenszeichen mehr von sich. Es scheint, er hätte die Besinnung verloren. Leichte Panik ergreift mich. Jetzt bewegt er sich, stöhnt erbärmlich, muss sich erbrechen. Mit großer Kraftanstrengung drehe ich ihn auf die Seite, um die Erstickungsgefahr zu bannen. Voller Verzweiflung schüttele ich ihn, er soll mir antworten. Ohne Wirkung, er hört mich überhaupt nicht mehr.

Mit Macht trifft mich nun endlich die Erkenntnis, das hier ist keine Folge von Tablettenmissbrauch oder körperlicher Überanstrengung. Ein Arzt muss her, sofort. Ich, die mit allen Situationen gut umzugehen glaubte, werde nun eines Besseren belehrt. Vorbei ist es mit meiner Beherrschung. Statt vernünftig zu reden, schreie ich hysterisch.

Keine Hausärztin. Notarzt. Schnell. Ich will telefonieren, kann aber meine Brille nicht finden. Das Mobiltelefon auch nicht, alles ist verschwunden, einfach weg. Ich bin völlig kopflos. Zu unserer Rettung handelt Anneliese umsichtig. Schon hat sie ohne Zeitverlust einen Notarzt erreicht.

19:08 Uhr

Der Notarzt trifft mit seinen Helfern bereits nach acht Minuten ein, verwandelt den Raum in Windeseile in ein ärztliches Behandlungszimmer. Stellt präzise, gezielte Fragen. Wie alt ist der Patient? Nimmt er Medikamente? Welche? Wie ist das Ereignis zu beschreiben?

Durch die Anwesenheit des Ärzteteams habe ich meine Fassung zurückgewonnen, kann vernünftig antworten. Siebenundfünfzig Jahre. Regelmäßige Medikamenteneinnahme eines blutdrucksenkenden Mittels, der Name fällt mir nicht ein. Häufig auftretender Kopfschmerz, Einnahme starker Schmerzmittel, die ich im Augenblick ebenfalls nicht benennen kann. Heute andersartiger, heißer Schmerz, der wie ein kurzer Blitz seinen Kopf durchjagte. Arzt, Sanitäter sehen sich an. Wissend, erschrocken. Registriere ich im Unterbewusstsein, verwundert. Was ist los? Hegen sie einen Verdacht? Welchen?

Sven öffnet die Augen, ist wieder bei Bewusstsein. Der Notarzt will ihn selbst befragen, das stellt sich als unmöglich heraus. Wiederholtes Erbrechen, er klagt erneut über heftigen, unerträglichen Kopfschmerz. Der Notarzt handelt sofort, ruft einen Krankenwagen.

Der Krankentransport steht nach wenigen Minuten vor dem Haus. Mit behutsamer Geschwindigkeit fährt der Wagen über Landstraßen durch Waldgelände in die nächstgelegene Klinik in Dachau. Ich hocke verstört neben der Fahrerin, die versucht, mich in ein Gespräch zu verwickeln. Den bayerischen Dialekt kann ich nicht verstehen, will auch gar nicht zuhören. Gedanken rasen durch meinen Kopf. Mir ist gar nicht recht bewusst, wo wir uns befinden. Weder unsere hiesige Urlaubsadresse noch Telefonnummer sind mir bekannt, die Geschehnisse haben uns völlig unerwartet getroffen.

Hinter uns wird Sven im Notarztwagen behandelt, verstehe ich aus der Rede der Fahrerin. Wie? Das kann sie natürlich nicht beantworten, dennoch frage ich danach. Wir müssen zweimal für kurze Zeit anhalten, meine Unruhe verstärkt sich. Glaubte ich bisher, Sven nach kurzer Untersuchung wieder mitnehmen zu können, schwindet diese Hoffnung mehr und mehr. Möglicherweise wird einige Zeit verstreichen, überlege ich, bis wir mit unseren geplanten Urlaubsunternehmungen beginnen können. Damit geriete unsere präzise Planung durcheinander. Schade!

Um 19:50 Uhr treffen wir in der Notaufnahme ein, insgesamt sind bislang fünfzig Minuten vergangen. Minuten, die unser Leben völlig verändern sollen, was ich jedoch nicht im entferntesten ahne.

Die Trage wird sofort in einen Erstehilferaum geschoben. Kurz und sachlich stelle ich das Geschehen dar. Solange ich in den Ablauf einbezogen bin, reagiere ich ziemlich vernünftig. Der Zusammenbruch stellt sich erst dann ein, wenn es für mich nichts mehr zu tun gibt. Sven ist apathisch, kann nur unter großer Anstrengung sprechen.

Wieder meine ich, einen konkreten Verdacht der Ärzte zu

erkennen, alle erscheinen mir sehr besorgt. Was vermuten die nur? Ich kann es mir einfach nicht erklären.

Ein Arzt wendet sich von mir ab, sucht direkten Kontakt zu Sven. Der kann ihm kaum antworten, bringt lediglich schwer verständliche, lallende Worte heraus.

Der Kopf plagt ihn, er scheint an nichts anderes denken zu können. Die Schmerzen scheinen sich trotz der verabreichten Mittel nicht gebessert zu haben. Erneut kämpft er mit Übelkeit, würgt entsetzlich. Dann plötzlich Ruhe, er ist ohnmächtig, zeigt keine Reaktion mehr. Rasche Maßnahmen werden eingeleitet, ich muss die Notaufnahme sofort verlassen, beobachte noch, wie im Eiltempo ein Sauerstoffgerät herbeigeschafft wird, danach schließt sich die Tür. Was ereignet sich da drinnen?

Ich kauere verloren im Eingangsbereich der Klinik. Warte. Warte. Niemand außer mir ist zu sehen. Schließlich taucht eine Schwester auf, die Auskünfte zu unseren Personalien sowie Aufenthaltsorte erbittet. Kann ich nur bruchstückweise geben. Anneliese wird nachkommen, sie wird alles klären. Die Schwester verschwindet. Wieder bin ich allein, fühle nichts als Leere. Was ist bloß geschehen?

Mittlerweile ist die Zeit auf 22.00 Uhr vorgerückt. Die Eingangstür der Klinik öffnet sich, zu meiner Erleichterung tritt Anneliese ein. Ich atme ein wenig auf, fühle mich nicht mehr völlig verlassen. Sie klärt an der Aufnahme die offenen Fragen. Dann möchte sie von mir erfahren, ob seitens der Ärzte ein Befund oder Krankheitsverdacht vorliege. Ich weiß es nicht, bin völlig ahnungslos.

Endlich, ein weißer Kittel kommt auf uns zu und erklärt, es bestehe eine Vermutung, jedoch könne eine verlässliche Diagnose noch nicht gestellt werden. Dafür reichten die Geräte in der hiesigen Klinik nicht aus, zudem sei man auch personell mit diesem Fall überfordert.

Deshalb sei ein Spezialist des nahe gelegenen Universitätsklinikums in Großhadern angefordert, der bald eintreffen und weitere Untersuchungen vornehmen werde. Wir müssten uns gedulden.

Was für ein Fall? Wofür ein Spezialist? Großhadern? Wo liegt das, niemals gehört. Fragen über Fragen. Dann wieder warten. Ewiges Warten.

Endlich, die Tür springt auf. Das ist wohl nicht der erwartete Mediziner, ein großwüchsiger Mann mit langer Lockenmähne stürmt herein. Ein Künstler hier in der Klinik, um diese Uhrzeit, denke ich verwundert. Was will der wohl?

Nach endlos anmutender Zeit informiert uns schließlich eine Stimme ohne weitere Erklärung, man nehme zunächst eine CCT (Computertomographie) vor. Ich verstehe zwar nicht warum, nicke ergeben.

Erneutes Warten. Anneliese neben mir wird unruhig. Müde erklärt sie, dass sie sich kaum in der Lage sehe, so spät nachts bei Dunkelheit, in der sie schlecht sehen könne, ihr Auto zu chauffieren. Verstehe ich, ich werde fahren. Damit kann ich sie beruhigen, fügsam warten wir weiter. Die Minuten schleichen dahin. Wir sind von der Aufregung beide erschöpft, inzwischen ist es fast 24:00 Uhr.

MONTAG, 10. APRIL 2000
0:10 UHR

Endlich Bewegung. Eine Liege wird von irgendwo mit großer Eile an uns vorbeigeschoben zu einem vor dem Haupteingang der Klinik wartenden Rettungswagen. Der vermeintliche Künstler hastet auf mich zu, bei ihm handelt es sich um den angeforderten Spezialisten. Nach vorläufig ausgewerteter Computertomografie steht die Diagnose fest: Sven hat eine Hirnblutung erlitten, die zur weiteren Behandlung einen sofortigen Transport nach Großhadern notwendig macht. Ich springe auf, will mitgenommen werden.

Werde ich nicht, muss mich damit abfinden, dass eine Mitfahrt im Rettungswagen nicht gestattet ist. Sven bedürfe während der Fahrt ärztlicher Versorgung. Die Blutung sei zwar augenblicklich zum Stillstand gekommen, nicht vorhersehbar seien jedoch mögliche Ereignisse während der unvermeidbaren Fahrt bis hin zu der Frage, ob Sven Großhadern überhaupt lebend erreiche. Die Chancen hierfür stünden bestenfalls 50:50. Ich könne am Morgen ab 8:00 Uhr im Klinikum anrufen, um Gewissheit zu erhalten.

Unmöglich, der Arzt muss sich irren. Mein Verstand weigert sich, das Gehörte als Tatsache zu akzeptieren. Regungslos verharre ich noch immer auf der Stelle, lange nachdem die Rückleuchten des Rettungswagens verschwunden sind. Bis Anneliese mich zu ihrem Auto zieht. Ich lasse alles mit mir geschehen, denke nicht mehr an mein Versprechen, das Fahren zu übernehmen. Wie gelähmt kauere ich auf dem Beifahrersitz. Bemerke irgendwann resigniert, dass wir uns in stockfinsterer Nacht in der Mitte einer Landstraße befinden, vielmehr fast auf der linken Seite. Käme uns ein Fahrzeug entgegen, wäre das unweigerlich unser Ende. Unwichtig, schießt mir der Gedanke durch den Kopf, dann würde sich der Anruf in Großhadern erübrigen, das Ergebnis bliebe mir erspart.

Wider Erwarten erreichen wir unser Ziel unbeschadet, außer uns war kein weiteres Gefährt unterwegs. Verwirrt, erstarrt liege ich in fremder Umgebung im Bett, neben mir ein Telefon, und warte, warte wieder. Nun darauf, telefonieren zu können.

Es ist jetzt erst 3:00 Uhr morgens.

Die Zeit scheint stillzustehen, die Stunden, bis ich Sicherheit über unser Schicksal gewinne, wollen nicht vergehen. Schließlich halte ich die Ungewissheit nicht mehr aus. Zitternd, kaum fähig, mich vernünftig zu artikulieren, rufe ich schon um 6:00 Uhr in der Klinik Großhadern an. Mir stockt der Atem, während ich auf die Antwort warte. Eine nüchterne Stimme teilt mir mit, dass Sven aufgenommen worden sei und sich auf der Neurochirurgischen Intensivstation befinde. Er lebt! Meine grenzenlose Erleichterung lässt zunächst keine weiteren Informationen in mein Bewusstsein dringen. Dann beginne ich zu reagieren, ich werde sofort starten, möchte mich selbst überzeugen, ihn sehen, sprechen, fühlen. Doch den Wunsch muss ich zurückstellen, die Besuchszeiten auf der Intensivstation unterliegen strengen Regeln, der Zutritt ist erst ab 15:30 Uhr gestattet. So lange muss ich mich gedulden, keine Beschwerde kommt über meine Lippen. Sven lebt, das ist das Einzige von Bedeutung.

Trotz der frühen Uhrzeit will ich Anneliese sofort an der guten Nachricht teilhaben lassen. Erstaunlich schnell ist sie mir vertraut geworden, ich meine sie schon ewig zu kennen. Während ich noch überlege, ob ich sie bereits stören kann, rumort es im Haus. Sie ist schon auf den Beinen, kann wie ich nicht schlafen, die Ereignisse haben sie völlig durcheinander gebracht. Sie hat mit einem Telefonat Monika, eine ihrer Töchter, aus dem Schlaf geklingelt. Monika ist als Allgemeinärztin mit eigener Praxis niedergelassen. Anneliese hat sie um Analyse der Geschehnisse gebeten. Erfahren konnte sie nichts, dafür soll mit diesem Anruf das totale Chaos ausbrechen, noch ahne ich nichts davon.

Monika steht am Ende unserer Urlaubsroute, mit ihr wollten wir unseren letzten Abend in Bayern verbringen. Diese Pläne scheinen mir in weite Ferne gerückt.

Eine Lawine kommt ins Rollen

Kaum ist das Gespräch beendet, schon telefoniert Monika mit Svens in Berlin lebender Exfrau, die trotz seit zehn Jahren geschiedener Ehe bis heute seine behandelnde Hausärztin ist. Monika will in Erfahrung bringen, ob sich in deren Praxis Röntgenaufnahmen früherer Untersuchungen befinden. Sollte dies zutreffen, wären die Unterlagen hier möglicherweise hilfreich. Doch Röntgenbilder sind nicht vorhanden.

Sven löst in seiner gesamten Familie, in der mit wenigen Ausnahmen alle medizinische Berufe ergriffen haben, um in eigenen Praxen oder Krankenhäusern tätig zu werden, heftige Debatten aus. Hoffe ich, von ihnen Erkenntnisse über das Ereignis zu erfahren, so erweist sich dieser Wunsch als vergeblich. Niemand sieht sich derzeit noch später in der Lage, Prognosen zu stellen.

Wer sollte das auch können? Viel später erst erfahre ich, dass Sven bislang der elfte Patient in Deutschland überhaupt ist, der eine derartige Attacke überlebt hat. Gut, dass ich zu diesem Zeitpunkt keine Ahnung davon habe.

Die Exfrau wiederum telefoniert sofort nacheinander mit den gemeinsamen drei Kindern, dem neunundzwanzigjährigen, in Kanada verheirateten Sohn Julian, dem siebenundzwanzigjährigen, in Schweden lebenden Sohn Norbert, der vierundzwanzigjährigen Tochter Sabine in Berlin.

Nicht enden wollende Telefonate in alle Richtungen haben eingesetzt. Von Anneliese wurde mittlerweile auch die zweite Stiefschwester Gudrun, die mit ihrer Familie in München wohnt, informiert. So hat in kürzester Zeit der gesamte Familienklan Kenntnis. In der Folge sollen sich daraus Parteien bilden, wie ich dies nie für möglich gehalten hätte. Erste Erfahrungen damit machen soll ich noch am gleichen Tag.

Die Stunden am heutigen Montag bis zur Besuchszeit wollen nicht vergehen. Voller Unruhe versuche ich mich zu beschäftigen. In diesem kleinen Ort gibt es kaum Geschäfte, so kaufe ich wahllos im einzig vorhandenen Lebensmittelladen ein. Außer mir befindet sich trotz herrlichen Wetters weit und breit niemand auf den Straßen. Ich grübele darüber nach, wie die hier lebenden Menschen ihren Lebensunterhalt verdienen mögen. Wie viele wurden von ähnlichen Schicksalsschlägen heimgesucht wie wir?

Ungewöhnliche Gedanken formieren sich in meinem Kopf, das Schicksal anderer hat mich bislang nicht interessiert. Erst die Not macht mich empfänglich für vorhandenes Leid.

Mir ist weder bewusst, wie lange ich unterwegs bin, noch welche Wege ich genommen habe. Erschrocken stelle ich fest, dass ich zurückfinden muss, doch wo befinde ich mich? Ich versuche meine aufkommende Panik zu unterdrücken. Laufe Straßen entlang, von denen ich meine, sie müssten mich ans Ziel bringen. Vergeblich, das Haus, nach dem ich Ausschau halte, ist nirgendwo zu entdecken. Nach endloser Sucherei lande ich schließlich erleichtert wieder bei Anneliese, durch lautes Gebell stürmisch begrüßt von Paule. Eigentlich mag ich Tiere, doch jetzt gellt das Bellen wie Kläffen in meinen Ohren, das Herumspringen empfinde ich als äußerst lästig. Als ich diese Empfindungen realisiere, bin ich über mich selbst verwundert. Die Zuneigung des Hundes sollte zumindest über meine Einsamkeit hinwegtrösten, wenn sie mich schon nicht erfreut. Doch das ist keineswegs der Fall.

Seit gestern ist wohl nichts mehr wie bisher.

Der erste Krankenhausbesuch

Hinter »Großhadern« verbirgt sich das Klinikum der Ludwig-Maximilian Universität München, gelegen am südwestlichen Rande Münchens. Es genießt einen weltweit anerkannten Ruf in der Forschung und Behandlung von Hirnerkrankungen. Der Zufall hat uns gerade in diese Gegend geführt.

Endlich ist die Zeit so weit vorgerückt, dass wir, Anneliese wird mich begleiten, starten können. Wir fahren mit dem eigenen Auto, Anneliese wird mich nach Großhadern leiten, eine Fahrt quer durch München. Ich kenne die Stadt nicht, bislang bedeutete sie für mich lediglich Durchfahrtsstation zum Erreichen irgendwelcher Urlaubsziele.

Wie befürchtet, gestaltet sich die Fahrt schwierig. Anneliese ist seit geraumer Zeit nicht mehr in der bayerischen Metropole gewesen, will sich orientieren an Geschäften, Restaurants, Parks, doch viel hat sich seit ihrem letzten Aufenthalt verändert. Das chinesische Restaurant, an dem ich die Fahrtrichtung wechseln soll, existiert nicht mehr. Wo geht es nun um die Ecke? Das Blumengeschäft, hier gilt es nach rechts abzubiegen, ist ebenfalls nicht mehr ausfindig zu machen. Mir scheint, wir führen die Straßen hin und zurück. Doch vielleicht irre ich, mein Orientierungssinn lässt schon unter normalen Bedingungen zu wünschen übrig, nun kommt die nervliche Belastung hinzu. Während Anneliese den richtigen Weg sucht, diskutiert sie unablässig mit sich selbst, unterstützt durch lautes Gejaule von Paule, der zu ihren Füßen umherspringt und sich aufführt, als wollten wir ihn aussetzen. Am liebsten würde ich laut schreien, unterdrücke dieses Verlangen nur mit Mühe, ringe um Beherrschung.

Wie durch ein Wunder landen wir schließlich tatsächlich

am Klinikum. Natürlich parke ich das Auto an falscher Stelle, wir müssen lange Wege gehen, um endlich zum Eingang zu gelangen. Dort erfahren wir, wo sich die Neurochirurgische Intensivstation befindet.

Das Klinikum gleicht einer eigenen Welt mit endlosen Gängen und verschiedenen Aufzugstrakten. Große Leuchtbuchstaben weisen die Wege zu den jeweiligen Stationen, für uns richtungweisend die Kennzeichnung H1. Was sich hinter dieser Bezeichnung verbirgt, kann ich nicht deuten. Mein Magen rebelliert, mein Herz rast, ich habe Angst. Als tröstlich verspüre ich jetzt Annelieses Gegenwart, obwohl ich sie noch vor kurzer Zeit in weite Ferne gewünscht habe.

Endlich haben wir die Intensivstation erreicht. Ein Schild bedeutet uns, der Eintritt sei nur nach persönlichem Öffnen gestattet. Ich klingele zaghaft. Keine Resonanz, wir warten. Die Krankenhausatmosphäre flößt mir Unbehagen, gleichermaßen Respekt ein. Sollen wir es wagen, uns erneut bemerkbar zu machen? Weiterhin geschieht nichts, auch treffen keine weiteren Besucher ein. Die Uhrzeiger sind auf genau 15:30 Uhr gerückt, Beginn der schon um 17:00 Uhr endenden Besuchszeit. Schließlich fasse ich Mut, läute erneut. Wieder warten, endlich wird uns geöffnet.

Stille umgibt uns, gelegentlich unterbrochen von metallischen Tönen irgendwelcher Geräte. Keine Stimmen sind zu vernehmen, Klinikpersonal huscht lautlos durch die Gänge.

Plötzlich tritt unvermutet eine große, kräftige Schwester im blauen Kittel auf uns zu, umarmt Anneliese heftig, beachtet mich mit keinem Blick. Verwirrt registriere ich das befremdende Verhalten, ein schrecklicher Gedanke ergreift von mir Besitz. Es gibt nur eine Erklärung, Sven lebt nicht mehr. Die Schwester bekundet Anneliese Anteilnahme, hält sie vermutlich für seine Mutter. Meine Knie geben nach, alles um mich beginnt sich zu drehen. Ich will nicht stürzen, suche verzweifelt nach einem Stuhl. Keiner vorhanden.

Eine andere Schwester hat uns beobachtet, eilt hinzu mit der Frage, ob sie helfen könne, zu wem wir eigentlich wollten.

Wie in Trance beantworte ich ihre Frage, woraufhin sie einem offenen Regal hellblaue Kittel entnimmt, mir entgegenstreckt und bedeutet, diese überzuziehen. Dann führt sie mich zu einem im Eingangsbereich an der Wand befestigten Flüssigkeitsspender, dort sollen wir unsere Hände desinfizieren. Die Tasche, die ich über meiner Schulter trage, nimmt sie mir ab, um sie an einen Haken auf dem Gang zu hängen. Dort wird sie bleiben, bis wir die Station wieder verlassen.

Willenlos ergebe ich mich den Geschehnissen, befolge verwirrt, doch mit großer Erleichterung alle Anordnungen. Nur eine Schlussfolgerung ergibt einen Sinn, Sven lebt doch. Ein wenig lockert sich die Klammer um mein Herz, ich kann wieder atmen.

Die große, vermeintliche Schwester redet währenddessen stetig auf Anneliese ein. Jetzt erkenne ich, dass sie den gleichen Kittel trägt wie den, den ich in der Hand halte. Das ist gar keine Schwester! Anneliese ist ein wenig zurückgewichen, verwundert über die unerwartete Umarmung einer Unbekannten. Das Rätsel klärt sich, Svens Exfrau steht vor uns. Anneliese hat sie nicht erkannt. Wie sollte sie auch, ist sie ihr in ihrem Leben bislang wenige Male begegnet, letztmalig vor etwa 25 Jahren.

Wir helfen uns gegenseitig beim Überziehen der Kittel, die Exfrau ist wie vom Erdboden verschluckt. Miteinander flüsternd suchen wir nach einer Erklärung. Wie kommt sie so schnell aus Berlin hierher? Vor uns, die wir uns in naher Umgebung befinden, hat sie sich Zutritt verschafft. Mit eiserner Beherrschung habe ich die angeordnete Besuchszeit abgewartet, obwohl ich Sven brennend gern früher in die Arme geschlossen hätte.

Warum hat seine Exfrau mich ignoriert, obwohl sie durch

die gemeinsame Tochter Sabine Kenntnis von unserem Zu-
sammenleben hat? Nach zehnjähriger Trennung dürfte
Eifersucht nicht der Grund sein. Was steckt hinter ihrem
Verhalten? Mein Unbehagen über diese Gedanken verdrän-
ge ich.

Allein Svens Befinden ist von Bedeutung. Das Auftreten
der Exfrau ist unwichtig, ich bemerke nicht im entferntesten,
wie sehr ich irre. Was sich hinter ihrem Verhalten verbirgt,
soll ich durch die Ereignisse in der Folgezeit erfahren müssen.

Svens Befinden

Endlich werden wir zu Sven geführt. Hellwach, mit mehreren Schläuchen an einem Überwachungsgerät angeschlossen, liegt er in einem schmalen Krankenhausbett. An dessen Kopfseite befinden sich zwei Monitore, auf denen als Diagramme verschiedene Messwertgrößen dargestellt sind. Ein Wirrwarr farblich unterschiedlicher Kurven, deren Bedeutung uns eine Schwester erklärt. Sie spiegeln Herzfrequenz, Regelmäßigkeit des Herzschlags, Blutdruck, zentralen Venendruck, Temperatur, Sauerstoffsättigung, Gewicht, Ausscheidung wider. Sie zeigt uns auch, welche Anzeigen für Sven von besonderer Wichtigkeit sind.

Ich nehme auf einem von irgendwoher beschafften kleinen Hocker neben Svens Bett Platz. Wir halten unsere Hände fest ineinander verschlungen, fühlen unsere gegenseitige Liebe und das Glück, beieinander sein zu können. Währenddessen beobachte ich voller Unbehagen auf einem der Monitore eine als besonders wichtig beschriebene gelbe Kurve, die den Blutdruck darstellt. Häufig und plötzlich schnellt sie in die Höhe, begleitet von durchdringend schrillen Warntönen. Ich will aufspringen, eine Schwester herbeirufen. Nicht notwendig, schon steht sie bei uns. Der systolische Blutdruckwert steigt trotz Medikamentenverabreichung immer wieder viel zu hoch.

Sven erscheint mir kaum verändert, lediglich ein wenig hektisch, das sonst eher blasse Gesicht wie im Fieber gerötet. Doch er hat keine Temperatur. Wir mutmaßen, dass er wohl einige Tage zur Beobachtung hier bleiben muss, bevor ich ihn abholen kann. Dann werden wir mit unseren beabsichtigten, durch den Krankenhausaufenthalt ein wenig verkürzten Besuchen beginnen. Schlimmstenfalls müssten wir je nach Aufenthaltsdauer alle streichen, würden dann eben unmittelbar nach Hause zurückfahren. Doch noch planen wir weiter unsere Urlaubstage, versichern uns gegenseitig, dass unser Leben unverändert weitergehen wird. Welch Optimismus!

Ein Arzt und eine Schwester treten zu uns. Die Bürokratie erfordert von Sven als Neuzugang Informationen und Anordnungen. Meine Anwesenheit dabei wird begrüßt, häufig kann ich besser Auskunft geben als er selbst, insbesondere was die Geschehnisse seit Sonntagmorgen betrifft. Die scheinen zum größten Teil überhaupt nicht in sein Bewusstsein gedrungen zu sein, er kann sie unmöglich vergessen haben.

Eine Patientenverfügung wird angelegt, die unter anderem regelt, wem Auskunft über den Gesundheitszustand zu erteilen ist, von welchen Personen er besucht werden möchte. Formalitäten überall in Deutschland, selbst hier im Angesicht von Leben und Tod, denke ich. Von der Notwendigkeit, insbesondere auch zur Absicherung der Mediziner, soll ich mich später überzeugen.

Sven entscheidet, er könne derzeit kaum Besucher verkraften, deshalb soll sich die Besuchserlaubnis lediglich auf mich beschränken. Nach kurzer Überlegung erweitert er die Verfügung dahingehend, das Recht gelte auch für seine Exfrau als seine behandelnde Ärztin und gleichzeitiges Bindeglied zu den gemeinsamen Kindern.

Ich benenne alle Rufnummern, unter denen ich erreichbar bin, in erster Linie die meines mobilen Telefons, das ab sofort ständig eingeschaltet bleibt.

Nachdem die Formulare ausgefüllt, unterschrieben und damit die Vorschriften erfüllt sind, möchte ich, dass der Arzt uns gemeinsam über Svens weitere Behandlung unterrichtet. Statt einer Antwort bittet er mich hinaus in das Ärztezimmer. Beunruhigt darüber unterdrücke ich meine Besorgnis, verspreche Sven mit Optimismus, nach dem Gespräch zurückzukehren. Dann werden wir unsere Planungen fortsetzen.

Noch immer ist mir Svens bedrohlicher Gesundheitszustand nicht bewusst.

Die Diagnose

Die Diagnose ist zweifelsfrei gestellt, Sven hat eine Hirnblutung, eine Subarachnoidalblutung, erlitten. Wichtigste
Symptome für Hirnblutungen sind plötzlich einsetzende,
heftigste, unerträgliche Kopf- und Nackenschmerzen. Nun
verstehe ich, warum die Ärzte unmittelbar nach meiner Be-
schreibung der Geschehnisse übereinstimmend zu einem
Krankheitsverdacht gelangt sind, der sich dann bestätigt
hat.
Unzählige Fragen türmen sich vor mir auf, auf die ich
Antworten erbitte. Was ist eine Subarachnoidalblutung?
Welche Auswirkungen hat sie? Wie wird sie behandelt?
Warum befindet sich Sven auf der Neurochirurgischen
Intensivstation? Ist er tatsächlich derart gefährdet, dass er
ständiger Überwachung bedarf? Wann wird er genesen sein?
Wann kann ich ihn nach Hause holen? Der Arzt setzt mich in
Kenntnis.
Hirnblutungen gehören in die Kategorie der Schlag-
anfälle. Eine plötzliche Durchblutungsstörung des Gehirns
löst schlagartig schwerwiegende krankhafte Veränderungen
aus, bezeichnet als Hirnschlag, Schlaganfall oder Hirn-
infarkt. Der aus dem Griechischen abgeleitete medizinische
Begriff lautet Apoplexus oder Apoplexie, was übersetzt tref-
fend das Ereignis beschreibt: getroffen, betäubt, schlaff, be-
stürzt.
Der Schlaganfall hat sich zur Volkskrankheit entwickelt.
Weltweit ist er die zweithäufigste Todesursache noch vor
Krebserkrankungen, in Deutschland die dritthäufigste Todesursache nach Herzinfarkt und Krebs. 20 % der Betroffenen sterben innerhalb der ersten vier Wochen, mehr als ein
Drittel, nämlich 37 %, innerhalb des ersten Jahres.
Die Einführung der Computertomographie vor etwa 20

Jahren ermöglicht heute eine Differenzierung der Schlaganfälle. 80 % haben Mangeldurchblutungen zur Ursache. Teile des Gehirns werden durch erkrankte Blutgefäße, die sich aufgrund von Arterienverkalkung (Arteriosklerose), Verdickung oder Verhärtung der Gefäßwände bilden, von der Sauerstoffversorgung abgeschnitten und so beschädigt. Betroffen hiervon sind in der Hauptsache ältere Menschen.

Etwa 20 % der Erkrankungen haben nicht Blutmangel als Ursache, sondern Blutungen im Inneren des Gehirns. Durch erhöhten Blutdruck (Hypertonie) über längere Zeit sind die Hirngefäße dauerhaft so stark belastet, dass sie irgendwann dem Druck nicht mehr standhalten können und platzen. Eine Heimsuchung vor allem für Jüngere, insbesondere Männer der Altersspanne zwischen 50 bis 60 Jahren. Ein auf Sven zutreffender Faktor.

Mit einem Anteil von nur 5 % der gesamten Hirnblutungen gelten Subarachnoidalblutungen als besonders gefährlich. Gefäße, die das Hirn mit Blut versorgen, bilden eine sackförmige Ausstülpung (Aneurysma) mit dem Anschein, als beulte sich die Gefäßwand im Ganzen einfach aus. Reißen die Gefäße ein (Ruptur), strömt Blut zwischen die Gehirnoberfläche und die weiche Hirnhaut. In 40 % der Fälle tritt das Blut dann auch ins Hirngewebe ein, 80 % enden tödlich.

Die Veranlagung zur Bildung von Aneurysmen ist häufig angeboren, dennoch gilt auch hier erhöhter Blutdruck als erheblicher Auslösungsfaktor, Stresssituationen verstärken die Gefahr des Platzens der Gefäßmissbildungen. Ein weiteres Risiko geht von der Erhöhung des Kopfinnendrucks aus, der verursacht werden kann durch starke körperliche Anstrengung, beispielsweise das Heben schwerer Gegenstände, Geschlechtsverkehr.

Wieder treffen alle Faktoren in fataler Weise zusammen. Unsere morgendliche Liebe, das Kofferschleppen, der Reifenwechsel.

Unaufhaltsam wiederholt sich in meinem Kopf die Äußerung, bei Subarachnoidalblutungen seien die Überlebenschancen äußerst gering. Das kann nicht sein. Verzweifelt bitte ich den Arzt, mir irgendeine Hoffnung aufzuzeigen, dass bei Sven eine Ausnahme besteht.

Die scheint es wirklich zu geben.

Grundsätzliche Voraussetzung, eine Hirnattacke zu überleben, ist schnelles, kompetentes ärztliches Eingreifen, nur dadurch lässt sich entstandener Schaden begrenzen. Sven hatte von Anbeginn rasche ärztliche Hilfe, Glück im Unglück. Innerhalb von lediglich zehn Minuten ist der Notarzt eingetroffen, der ihn angrenzend unverzüglich in der Kreisklinik Dachau eingeliefert hat. Dort wurde er ohne Wartezeit weiterversorgt. Nachdem sich dort der bestehende Verdacht auf eine Hirnblutung erhärtet hat, wurde sofortige Hilfe aus der Universitätsklinik Großhadern angefordert, mit dem Resultat der dortigen Weiterbehandlung. Eine noch während der Nacht durchgeführte craniale Computertomographie (CCT) hat verlässliche Erkenntnisse geliefert.

Auf einen beleuchteten Bildschirm geklemmte Röntgenbilder dieser Untersuchung sollen mir das Ereignis verdeutlichen. Nur schwach erkennbar entdecke ich an einer Arterienwand eine geringe Ausbeulung. Mit seinen Fingern weist der Arzt auf diese Stelle. Hier seien bislang nur wenige Bluttröpfchen ausgetreten, vernehme ich seine Erklärung. Diesem Umstand und der Tatsache, dass die Blutung zum Stillstand gekommen sei, verdankt Sven das Überleben der Attacke.

Wie wunderbar, denke ich, also wird Sven rasch genesen. Doch diese Hoffnung verliere ich schnell, mit hoher Wahrscheinlichkeit müsse mit einer Nachblutung gerechnet werden, begründet durch seine insgesamt degenerativ brüchige Hirnstammarterie (Arterie basilaris). Weder der Zeitpunkt noch die Stärke einer absehbaren Blutung kann bestimmt oder verhindert werden. Damit erfahre ich auch, warum mein geliebter Mann hier auf der Intensivstation unter ständiger Überwachung steht, an seine Entlassung vorerst nicht zu denken ist.

Mit Entsetzen erkenne ich gleichzeitig das Ausmaß der Erkrankung. Etwas, was auch immer, sollte getan werden, er darf keine weitere Blutung erleiden. Wenn eine Diagnose feststeht, muss es auch Möglichkeiten geben, ihm zu helfen. Ich weigere mich, an eine andere Möglichkeit zu denken. Bitter jedoch ist die Wahrheit. Die Medizin stößt hier an Grenzen, nichts kann derzeit unternommen werden, weil das betroffene Gefäß operativ nicht erreichbar ist. Aneurysmen an typischen Gefäßen können durch operatives Cliping (Klammern) ausgeschaltet werden. Bei dieser Methode unterbricht ein eingesetzter, meist aus Kunststoff bestehender Clip die Zufuhr des Blutes in das Aneurysma, beendet dessen Eigenleben. Erkenntnisse über diese Operationen bestehen seit geraumer Zeit, die erste Aneurysmaausschaltung mittels Clip wird Walter Dandy am 23. März 1937 zugeschrieben. Ein bei Sven jedoch nicht anwendbares Verfahren. In seinem Fall bleibt nur die Beobachtung seines Zustands mit besonderem Augenmerk auf seinen Blutdruck.

Wie soll das weitergehen, wenn einerseits nichts getan werden kann, andererseits jederzeit mit einer erneuten Blutung gerechnet werden muss? Sollte er ohne Behandlung aus der Klinik entlassen werden? Das würde ein Leben mit dem Bewusstsein bedeuten, dass zu jedem Zeitpunkt eine neue, nach aller Wahrscheinlichkeit dann tödliche, Blutung eintreten könnte. Einfach undenkbar, Sven muss operiert werden. Wie, weiß ich nicht, wo, weiß ich auch nicht. Erneut flehe ich um Hilfe.

Hier im Klinikum Großhadern ist man trotz des exzellenten Rufs für Hirnchirurgie nicht in der Lage, operativ einzugreifen. Da die Hirnstammarterie sich insgesamt brüchig darstellt, könnte Blut aus verschiedenen, nicht zu lokalisierenden Stellen austreten. Dies zudem in einem Hirnbereich, der mit herkömmlichen Operationsmethoden nicht erreichbar ist. Mit gutem Erfolg hingegen werden hier Aneurysmen durch Cliping verschlossen und komplett ausgeschaltet, für Sven leider bedeutungslos.

Alles erscheint mir unendlich sinnlos. Die Stimme des Arztes reißt mich aus meinen trüben Gedanken. Möglicherweise bestünden alternativ doch zwei Behandlungsmethoden, die sich allerdings im Anfangsstadium befänden. Um die brüchige Hirnstammarterie zu stützen, könnte darüber eine Form gestülpt oder ein Stent eingeführt werden. Das Gelingen beider Eingriffe sei fraglich, die Überlebenschancen ungewiss.

Im Falle des Überstülpens einer Form (Patch-Plastik) wäre die Wahrscheinlichkeit, eine der von der Hauptarterie abgehenden kleinen Nebenarterien zu verletzen und dadurch eine tödliche Blutung auszulösen, sehr hoch. Bliebe als Variante das Einsetzen eines Stents, einer selbstexpandierenden, scherengitterartigen Prothese aus unterschiedlichen Materialien. Sie wird endoskopisch oder radiologisch durch einen Katheter platziert, dehnt sich nach Implantation selbsttätig aus. Durch die auf diese Weise von innen verstärkte Hirnstammarterie wird das Austreten weiteren Bluts verhindert.

Ein derartiger chirurgischer Eingriff wäre ebenfalls mit höchstem Risiko verbunden. Es müsste gelingen, den Stent einzuführen, ohne dabei andere Organe zu treffen. Weitere Gefahr drohe durch eine plötzlich eintretende momentane Durchblutungsstörung, Auslöser für einen Schlaganfall mit unabsehbaren Folgen. Das Material des Implantates müsste vom Körper akzeptiert werden, sich im Genesungsprozess mit den hauteigenen Substanzen verbinden, um eine ausreichende Blutzufuhr zu sichern.

In der Fachwelt seien nur zwei Spezialisten bekannt, die in der Lage sind, einen derart schwierigen Eingriff durchzuführen. Beider Meinungen würden erkundet, um in Erfahrung zu bringen, ob eine der Operationsmethoden bei Sven durchführbar sei. Angefragt sei bei Mr. L. N. Hopkins, Professor und Leiter für Neurochirurgie sowie Professor für Radiologie an der University in Buffalo, New York und bei Professor Dr. Dietmar Kühne, leitender Arzt der Klinik für Radiologie und Neuroradiologie im Krankenhaus Alfried Krupp von Bohlen und Halbach in Essen.

Die Ausführungen wirbeln durch meinen Kopf, die Gefahren beider Methoden erscheinen mir erschreckend. Meine Unruhe verstärkt sich durch die Sorge, ob die beiden Kapazitäten sofort erreichbar seien, zu welchem Zeitpunkt mit möglichen Antworten gerechnet werden kann. Vor Schock verstummt, stelle ich keine dieser Fragen hörbar. Nur eins will ich sofort: zurück zu Sven, der von allem nichts ahnt. Seine Hände berühren, sein Gesicht streicheln, einfach nur spüren, dass er lebt. Ich will nicht mehr nachdenken.

Endlich bin ich wieder bei ihm, benommen, voller Angst durch die soeben gestellten Prognosen. Mit großer Anstrengung gebe ich mich munter, fröhlich, optimistisch. Der Aufenthalt hier würde doch einige Zeit dauern, vermittele ich ihm. Wir müssten wohl unsere jetzigen Urlaubspläne gänzlich streichen, vermutlich unmittelbar nach Hause zurückfahren. Das sei kein Weltuntergang, Urlaube gebe es immer wieder, wir würden die Reise nachholen, eigentlich sei eine Zeitverschiebung von nebensächlicher Bedeutung.

Wieder beobachte ich während meiner Erklärungen besorgt die Monitore. Das systolische Blutdruckmaximum ist zwar auf 150 mm HG festgelegt, doch immer wieder schnellt der Wert über 200, immer wieder gellen abrupt anhaltend laute Warnsignale durch den Raum, in dem weitere drei schwerstkranke Patienten untergebracht sind, was mir erst jetzt auffällt. Noch immer erscheint mir Sven recht unverändert, keineswegs schwerkrank, noch immer habe ich das Gefühl, er befände sich hier nicht am richtigen Ort.

Unmittelbar während dieser Gedanken widerlegt Sven diesen Eindruck dadurch, dass er erneut über starke Kopfchmerzen klagt. Unverständlich, denn intravenös erhält er verschiedene Medikamente, darunter auch Schmerzmittel. Überhaupt wirkt er nun doch sehr angestrengt, wir werden uns, obwohl die Besuchszeit noch nicht abgelaufen ist, schon jetzt voneinander verabschieden. Über diesen Entschluss zeigt er kein Bedauern, erscheint vielmehr erleichtert. Die Strapazen des zurückliegenden Sonntags und heutigen Montags fordern ihren Tribut.

Während wir aufbrechen, bittet Sven, morgen möge ich allein kommen, die heutigen Anstrengungen durch die Besucher hätten ihn überfordert. Dieser Wunsch gelte nur für kurze Zeit, bis es ihm besser gehe. Mühsam nicke ich, das Versprechen werde ich halten.

Die Tür zur Intensivstation hat sich hinter uns geschlossen. Bislang konnte ich die Beherrschung bewahren, doch nun ist es mit meiner Fassung vorbei. Tränen rinnen über mein Gesicht. Welche Hoffnungslosigkeit, wo sind unsere Zielsetzungen geblieben?

Ich muss mich auf den Autoverkehr konzentrieren, das lenkt mich von meinen trüben Gedanken ab. Zudem holt mich Paule, der sich wohl vergessen glaubt, mit seinem Geheul und Gewinsel in den Alltag zurück. Anneliese kann ihn kaum bändigen.

Erschöpft und ausgelaugt landen wir schließlich wieder zu Hause. Sitzen beide allein an dem runden Tisch, um den wir noch am gestrigen Abend gemeinsam versammelt waren. Vor einer Ewigkeit in einer heilen Welt, wie mir scheint. Die geöffnete Weinflasche steht an gleicher Stelle vor uns, wir werden sie leeren, wollen versuchen, das Geschehene zu begreifen, miteinander reden, uns gegenseitig Mut zusprechen.

Doch dazu kommen wir überhaupt nicht. Das Telefon klingelt ohne Unterlass.

Die Familie

Der erste Anrufer ist Julian, der sich aus Amerika meldet. Die gesamte Familie hat sich inzwischen telefonisch verständigt, sein in Schweden lebender Bruder Norbert wird morgen hier anreisen. Noch habe ich den Nachmittag nicht verarbeitet, Svens erbärmlicher Zustand ist mir allgegenwärtig. Ohne Zögern bitte ich Julian, die Reisepläne seines Bruders wegen des beängstigenden Gesundheitszustands zu stoppen. Jede Aufregung müsste, auch im Hinblick auf den ausdrücklichen Wunsch seines Vaters, vermieden werden. Norbert könne ihn später besuchen, wenn sich die Lage gebessert habe. Julian erschrickt, will unmittelbar mit Norbert telefonieren.

Seufzend gieße ich Anneliese und mir Wein ein, den haben wir dringend nötig. Abschalten, endlich zur Ruhe kommen, meine Belastbarkeit scheint erreicht. Doch der Tag ist noch lange nicht zu Ende. Das Telefon klingelt schon wieder, getrunken habe ich noch immer keinen Schluck. Diesmal meldet sich Norbert direkt aus Schweden. Trotz aller Bedenken wird er kommen, hat bereits Flüge reserviert. Meine Einwände ignoriert er, ist nicht bereit, auf einen späteren Zeitpunkt umzubuchen. Damit werde ich mein Versprechen gegenüber Sven nicht einhalten können. Zutiefst besorgt hoffe ich, der Besuch werde ihn nicht überfordern. Doch das Ergebnis ist mir jetzt schon klar. Er wird seinen Zustand mit aller Kraft vor seinem Sohn verbergen wollen, wird sich aufregen, gerade das sollte unbedingt vermieden werden. Ich habe keine Chance, die Geschehnisse zu beeinflussen.

Nachdenklich kehre ich an den Tisch zurück, Anneliese will begierig von unserem Gespräch erfahren. Bevor ich berichte, trinke ich in einem Zug mein Glas Wein leer. Alles um mich beginnt sich zu drehen, nach Halt suchend sinke ich auf einen Stuhl. Schon besser, die Gegenstände kehren an ihren Platz zurück. Nicht verwunderlich, gegessen habe ich heute überhaupt nichts, verspüre nicht den geringsten Hunger. Dafür jedoch riesigen Durst, ich könnte unentwegt trinken, doch besser Wasser statt Wein. Seufzend berichte ich, dass Norbert für einige Tage anreisen wird.

Anneliese reagiert mit Bestürzung. Svens Bitte nach Ruhe ist ihr gegenwärtig, ebenso die dringenden Appelle der Ärzte, die Besuchsregelungen auf der Intensivstation mit Rücksicht auf alle Schwerstkranke einzuhalten. Sie sieht sich auf Grund ihres Alters zudem nicht im Stande, weiteren Logierbesuch in ihrem Haus aufzunehmen. Bevor ich mich dazu äußern kann, unterbricht wiederum lautes Telefonklingeln unsere Unterhaltung. Es ist zum Verzweifeln.

Diesmal will Julian erfahren, ob Norbert sich gemeldet habe, ihm sei es nicht gelungen, seinen Bruder umzustimmen. Mir auch nicht, entgegne ich. Doch inzwischen ist mir ziemlich alles egal, ich will nicht mehr diskutieren. Mag dies an meinem schnellen Weinkonsum liegen, meine Kraft für heute ist jedenfalls erschöpft.

DIENSTAG, 11. APRIL 2000

Wieder verbringe ich den Vormittag damit, ziellos durch den Ort zu laufen und meinen Gedanken nachzuhängen. Ich werde in Zukunft nicht mehr mit dem eigenen Auto ins Klinikum fahren, sondern mit der Bahn. Ich traue mir nicht zu, allein den Weg durch München nach Großhadern zu finden, zudem stellt meine Geistesabwesenheit nicht nur für mich, sondern den gesamten Straßenverkehr eine erhebliche Gefahr dar. Die Bahnstation habe ich schnell ausfindig gemacht, studiere die Abfahrtszeiten. Die Züge verkehren stündlich, ich werde hier um 14:00 Uhr starten, um rechtzeitig zur Besuchszeit um 15:30 Uhr bei Sven einzutreffen.

Unruhe packt mich, rasch laufe ich nach Hause zu Anneliese, um sie von meinem Entschluss zu unterrichten und mich dann gleich auf den Weg zu begeben. Viel zu zeitig, wie sich herausstellt. Lange vor der geplanten Abfahrt stehe ich unruhig auf dem Bahnhof. Zunächst gilt es, das System des Fahrkartenkaufs aus einem auf dem Bahnhof stehenden Automaten zu entschlüsseln, dann den Fahrkartenentwerter zu bedienen. Wo steckt meine Brille? Zu Hause, auf dem Tisch. Personal gibt es hier nicht, auch weit und breit keine weiteren Fahrgäste, die ich befragen könnte. Es fällt mir schwer, einfache Abläufe zu begreifen. Resigniert stelle ich mir die Frage, wie das nur weitergehen soll. Ich muss mich zusammennehmen.

Nachdem ich schließlich die Fahrscheinhindernisse auch ohne Brille überwunden habe, sitze ich einen Zug früher als geplant bereits um 13:00 Uhr mutterseelenallein im Abteil. An der Station Marienplatz steige ich um in die U-Bahn nach Großhadern. Im Gegensatz zu der Menschenleere in der S-Bahn herrscht hier reges Treiben und Gedränge. Um 14:50 Uhr erreiche ich Großhadern, eine halbe Stunde vor Beginn der Besuchszeit. Rastlos wandere ich in der Eingangshalle auf und ab, beobachte Patienten und Besucher, versuche mir deren Schicksale vorzustellen. Die Zeit will einfach nicht vergehen, schließlich ist es endlich so weit. Bangen Herzens, mit flauem Gefühl im Magen begebe ich mich auf den langen Weg zur Intensivstation.

Wieder klingele ich, wieder muss ich warten, bis nach einiger Zeit eine Krankenschwester öffnet. Unaufgefordert nehme ich einen Schutzkittel aus dem Schrank, desinfiziere meine Hände, eile zu Sven. Er ist nicht allein, wie am Tag zuvor überrascht mich die Familie. Diesmal ist Norbert bei ihm. Verwirrt stelle ich fest, dass für diese Familie die für die

Intensivstation aufgestellten Regeln nicht zu gelten scheinen. Ich habe nicht gewagt, mich über die Krankenhausvorschriften hinwegzusetzen. Das jedoch soll ich in Zukunft noch lernen.

Norbert ist vormittags in Erding, dem außerhalb Münchens gelegenen Flughafen, gelandet und direkt hierher gefahren. Nun stehen wir beide auf verschiedenen Seiten des Bettes, Besucherstühle sind nicht vorhanden. Svens Gesicht hat sich stark gerötet, seine Sprache klingt laut, hastig, hektisch. Wie befürchtet, versucht er seinem Sohn Optimismus und gutes Befinden zu vermitteln, dabei ist nicht zu verkennen, welche Anstrengung ihn das kostet. Mein Blick geht zur Blutdruckkurve auf dem Monitor, ein besorgniserregendes wildes Auf und Ab, häufig wird die 200-Marke überschritten. Immer häufiger durchbrechen schrille Signale die sonstige Ruhe, bis eine herbeieilende Krankenschwester schließlich den durchdringenden, nun fast regelmäßig ertönenden Warnton ausschaltet. Svens Gesicht hat inzwischen eine dunkelrote Farbe angenommen.

Schließlich verabschieden wir uns, machen uns gemeinsam auf den langen Weg mit der U- und S-Bahn zu Anneliese. Ich versuche ein Gespräch mit Norbert zustande zu bringen, hoffe darauf, meine Angst teilen zu können. Weit gefehlt, seine Antworten sind spärlich, abweisend. Schließlich gebe ich auf, kauere mich in eine Ecke und bin froh, als wir endlich gegen Abend zurückkehren.

Anneliese wartet schon, begrüßt Norbert trotz gestriger Vorbehalte freudig, brennt darauf, Neues über Sven zu erfahren. Hunger verspüren wir alle nicht, dennoch decke ich den Abendbrottisch. Wir werden uns zusammensetzen, vielleicht gelingt es, uns gegenseitig Mut zu machen. Welch Irrtum, eine Aussprache erweist sich als unmöglich, Norbert taucht überhaupt nicht auf. Schließlich warten wir nicht mehr auf ihn.

Unvermutet steckt er jetzt seinen Kopf durch die Tür, jedoch nur, weil er kurz telefonieren möchte. Der Telefonterror des vergangenen Tages ist uns allzu gegenwärtig, es scheint sich um eine Familienpsychose zu handeln. Schon hat Norbert den Apparat gegriffen, verschwindet zu unserer Verblüffung flugs in einem anderen Zimmer, schließt die Tür hinter sich fest zu. Nach längerer Zeit setzt er sich dann ohne Erklärung zu uns, beteiligt sich kaum an der Unterhaltung, die sich natürlich fast ausschließlich um Sven dreht. Ablehnend, fast feindlich hockt er mir gegenüber.

Ein beklemmendes Gefühl bemächtigt sich meiner, nimmt mir den Atem. Plötzlich meine ich in eine Verschwörung geraten zu sein. Energisch rufe ich mich zur Ordnung. Meine Sorge um Sven lässt mich anscheinend Gespenster sehen.

Doch leider soll ich mich nicht getäuscht haben, meine noch undeutlichen Wahrnehmungen werden sich bestätigen.

Schließlich schlägt Anneliese vor, morgen Vormittag gemeinsam nach München zum Friedhof zu fahren. Dort wurde vor zwei Jahren ihr Mann, Svens Vater und Norberts Großvater, beigesetzt. Auch das noch!

MITTWOCH, 12. APRIL 2000

Nach kurzem, unruhigem Schlaf schrecke ich am frühen Morgen auf, es gießt in Strömen, dicke Tropfen trommeln an mein Fenster. Schon beim Erwachen befällt mich Unbehagen, gefolgt von tiefer Sorge um Sven.

Sein Sohn! Norberts unmittelbare Nähe ist Auslöser dieser Empfindung, er schläft im Zimmer direkt neben mir. Gern würde ich ihm überhaupt nicht begegnen, bestünde da nicht die gestrige abendliche Vereinbarung zum Friedhofsbesuch. Eine absonderliche Idee unter den jetzigen Umständen.

Ergeben mache ich mich auf den Weg zum einzigen Bäcker des Ortes. Rasch zurück, decke ich den Frühstückstisch. Einsilbig, muffelig sitzt uns Norbert gegenüber, er lässt nicht die geringste Gefühlsregung aufkommen, Grabeskälte umgibt uns. Ich verstehe das Verhalten nicht, Svens Gesundheit sollte unsere einzige Sorge sein, uns zusammenschweißen. Was soll dieses Verhalten?

Erleichtert atme ich auf, als wir schließlich starten, doch die Autofahrt entwickelt sich zur Horrorfahrt. Regengüsse stürzen vom Himmel, bringen die Scheibenwischer fast zum Erliegen. Ich sollte anhalten. Tue ich natürlich nicht. Anneliese wollte mich zu unserem Ziel geleiten, ein schwieriges Unterfangen, denn durch den strömenden Regen kann sie kaum etwas erkennen.

Wie durch ein Wunder landen wir tatsächlich unversehrt vor dem Friedhof. Anneliese und Norbert schlendern bei herabprasselndem Regen unter einem winzigen Schirm zwischen Gräbern umher. Seelenruhig betrachten sie Inschriften, begutachten Grabschmuck. Meine Haare sträuben sich vor Unverständnis angesichts der mir äußerst makaber erscheinenden Situation.

Ich wünsche mich verzweifelt nach Hause zu einem warmherzigen, vertrauten Menschen, der mich tröstend in die Arme schließt. Stattdessen stehe ich hier nass, vor Kälte schlotternd und von Angst gefangen, im Norden Münchens. Ich möchte die Zeit zurückdrehen, alles vergessen. Doch ich bin machtlos, nichts lässt sich ungeschehen machen.

Endlich haben die beiden ihre Gräberbesichtigung beendet, wir werden zurückfahren. Eine neuerliche Katastrophe trifft uns, schlagartig bricht die Autoelektrik zusammen. Die Scheibenwischer rühren sich nicht mehr von der Stelle, die Klimaanlage fällt aus, die Scheiben beschlagen in Windeseile total. Von der Außenwelt sind lediglich noch Umrisse erkennbar.

Einziger bisheriger Lichtblick am heutigen Tage: Aus dem Nichts taucht unversehens eine Tankstelle auf. Während ich mit einem Monteur diskutiere, erinnere ich mich plötzlich, dass ähnliche Erscheinungen schon in Berlin einige Male unsere Fahrt gestoppt haben. Was hat Sven in diesen Fällen getan?

Rasch ziehe ich den Zündschlüssel heraus, schiebe ihn wieder hinein bis zum Anschlag, starte erneut. Na bitte, die Scheibenwischer flitzen hin und her, die Klimaanlage faucht. Alles funktioniert wieder, wenigstens ein Erfolg. Wir setzen den Rückweg fort.

Zu Hause angekommen, haben wir ein gemeinsames Mittagessen geplant. Ich bringe keinen Bissen herunter, warte ungeduldig auf Norbert, wir wollen gemeinsam mit der Bahn zu Sven fahren.

Der Nachmittag gestaltet sich wie der Vortag: Svens Zustand bleibt unverändert, wieder plagen ihn leichte Kopfschmerzen, trotz verabreichter Medikamente wollen die Blutdruckwerte nicht beständig sinken. Vom Dienst habenden Arzt erbitte ich Auskunft, ob und wie Sven inzwischen behandelt wurde.

Eine heute vorgenommene Magnetresonanztomographie (MRT) bestätigt erneut den Einriss der Innenwand der Arterie basilaris mit Einwühlen von Blut in die mittlere Schicht sowie Ausbildung eines zweiten Lumens (Gefäßlichtung). Unumstößlich besteht weiter die Gewissheit, dass eine Prävention ausgeschlossen ist, bleibt nur das Abwarten.

Mutlosigkeit macht mir zu schaffen, das sind keine guten Neuigkeiten. Machtlos sind wir den Ereignissen ausgeliefert. Das Schlimmste daran, nicht nur wir, sondern auch die Mediziner. Zur Untätigkeit verurteilt, eine schreckliche Tatsache.

Wenn ich trotz allen Geschehens noch immer hoffe, mein Leid mit Norbert teilen zu können, so habe ich mich gründlich geirrt. Die heutige Rückfahrt verläuft in eisiger Atmosphäre, längst habe ich meine Kommunikationsversuche aufgegeben. Seine einsilbigen, feindlichen Wortbrocken haben mich verstummen lassen.

Am Abend wiederholt sich seine stundenlange Telefoniererei bei verschlossener Tür. Erneut sinne ich darüber nach, was hier vorgehen mag. Noch möchte ich nicht glauben, was Anneliese nach ausgiebigen Erörterungen mit ihren Töchtern vermutet.

DONNERSTAG, 13. APRIL 2000

Frühstückszeit. Wie bisher an jedem Morgen habe ich sehr früh den Tisch gedeckt, essen werde ich nichts, nur starken, schwarzen Kaffee trinken. Ich warte auf Anneliese und Norbert. Endlich öffnet sich die Tür, Norbert baut sich feindselig vor mir auf. Erklärt, gemeinsam frühstücken möchte er nicht, dafür sogleich nach München fahren, um dort einzukaufen. Auch wolle er nicht mit mir zusammen nach Großhadern fahren, wir würden uns zur Besuchszeit dort treffen. Schon hat er das Haus verlassen.

Erleichtert seufze ich auf, seine Abwesenheit lässt mich wieder durchatmen. Der Kaffeeduft hat Anneliese angelockt, erwartungsvoll setzt sie sich. Trotz aller Aufregung und allen Kummers bedeutet unsere Anwesenheit eine willkommene Abwechslung in ihrem Leben, sie freut sich über unsere Gesellschaft, hört gern Geschichten aus unseren Leben.

Norbert, den sie letztmals als Kind gesehen hat, kann ihr nichts erzählen, denn er ist verschwunden. Enttäuscht darüber schimpft sie leise vor sich hin, versteht die heutige Welt nicht. Empört bemerkt sie, ihr Haus sei kein Hotel, sie beherberge schließlich Familienmitglieder. Zu ihrer Zeit war alles besser. Fast muss ich über sie lachen, so typisch für die vorherige Generation erscheint mir ihr Verhalten.

Doch ich bedauere ihren Ärger, versuche sie aufzuheitern. Das gelingt mir nicht, leise mit sich selbst redend
wandert sie durch die Zimmer. Schließlich greift sie zum
Telefon, erstattet aufgeregt einer ihrer Töchter Bericht. Welcher, kann ich nicht heraushören. Danach hat sie sich etwas
beruhigt, sodass ich schließlich unbesorgt aufbreche zu meiner inzwischen routinemäßigen Fahrt nach Großhadern.

Norbert ist schon eingetroffen, wie am Vortag stehen wir
an Svens Bett. Offene Feindschaft schlägt mir von ihm entgegen, mit unzusammenhängenden Wortbrocken will er seinem Vater etwas mitteilen. Was? Vermutlich stört ihn meine
Anwesenheit.

Sven bemerkt die Spannung nicht, ich aber kann die
Missstimmung nicht länger ertragen, suche fieberhaft nach
einer Lösung. Beschließe, so schwer mir dieser Entschluss
auch fällt, meine Krankenhausbesuche einzustellen bis zu
dem Zeitpunkt, da Norbert abgereist ist. Aus medizinischer
Sicht sicherlich vernünftig, zwei Besucher strengen Sven zu
sehr an, unschwer an seinem hochroten Gesicht erkennbar.
Was jedoch wird Sven von meinem Vorschlag halten?

Ich werde ihn einfach fragen. Möglicherweise möchte er
sich ohne meine Anwesenheit mit seinem Sohn austauschen,
Gespräche von Vater zu Sohn. Seine Antwort wird Klärung
herbeiführen, Norberts Anfeindungen beenden. Schon habe
ich meine Frage laut ausgesprochen. Bitterböse Blicke von
Norbert treffen mich, auch sein Gesicht hat eine dunkelrote
Farbe angenommen, allerdings vor Wut.

Erschrocken schüttelt Sven den Kopf. Natürlich möchte
er unser beider Besuch. Eine klare Aussage. Wie von mir
erhofft, verändert sich Norberts Verhalten mir gegenüber
schlagartig, doch wider Erwarten keinesfalls zum Besseren.
Im Gegenteil, er wird derart abweisend, dass ich seine Gegenwart nun als Bedrohung empfinde. Mit großer Anstrengung halte ich die Konversation aufrecht, vermittle Sven

Optimismus, bis die Besuchszeit beendet ist. Wir verabschieden uns.

Als stumme Widersacher gehen wir den langen Krankenhausweg nebeneinanderher zum Ausgang. Abrupt stoppt Norbert, schreit mich an. Noch völlig in Gedanken versunken über das Schicksal, das Sven getroffen hat, benötige ich einige Zeit, um Norberts Ausbruch zu verstehen. Er brüllt, er würde nicht dulden, dass ich einen Keil zwischen die Familie und den Vater triebe.

Kaum kann ich fassen, was ich höre. Die Anschuldigung reißt mich aus meiner Lethargie, empört versuche ich eine Klarstellung. Norbert weiß nichts, überhaupt nichts aus meinem Leben.

Erbost lasse ich ihn wissen, dass ich sorglos lebte bis zu dem Zeitpunkt, da sein Vater mich bat, ihn zu heiraten. Damit begannen alle Komplikationen. Ich verließ meinen Ehemann, zog von einem Einfamilienhaus in eine Dreizimmerwohnung, in der es mir überall an Platz mangelt. Obwohl ich Sven liebe, habe ich einige Zeit benötigt, um die von mir selbst herbeigeführte Veränderung zu verarbeiten.

Durch die Ereignisse der vergangenen sechs Tage ist aus mir unbeschwertem, fröhlichem Menschen ein verzagtes, zittriges Nervenbündel geworden. Ich höre selbst, wie fadenscheinig meine Rechtfertigung klingt. Meine Worte drücken überhaupt nicht das aus, was ich eigentlich sagen will.

Norbert baut sich vor mir auf, fast fürchte ich eine Handgreiflichkeit. Doch dazu kommt es nicht, schlagartig wendet er sich ab, stürzt zu einem Telefon. Dieses Spiel kenne ich schon, vermutlich wird die gesamte Familie informiert, gegen mich gehetzt.

Zusätzliche Bitterkeit macht mir zu schaffen wegen dieser Niederträchtigkeiten, wie in Trance fahre ich allein zurück. Wieder sitzen Anneliese und ich am Tisch, sie fragt mich entgeistert, wo Norbert geblieben sei. Über meinen Bericht der bösen Auseinandersetzung erschrickt sie sehr.

Sie hat ein gemeinsames Abendessen vorbereitet, nun sitzen wir ebenso wie am Morgen allein hier. Wie üblich würge ich an jedem Bissen, umso mehr verlangt mein Körper nach Flüssigkeit. Die Ereignisse seit Sonntag zehren derart an mir, dass meine Kleidung um mich herumschlottert.

Unvermutet öffnet sich die Tür, Norbert findet sich ein. Wortlos schnappt er das Telefon, schon hat sich die Tür lautstark hinter ihm geschlossen. Das ist entschieden zu viel, es kommt zu einem weiteren Eklat, diesmal zwischen Norbert und Anneliese. Verärgert saust sie hinter ihm her, will ihm den Apparat wegnehmen, sie erwartet den dringenden Anruf eines Reiseveranstalters. Sobald sich Norbert im Haus befindet, ist sie telefonisch kaum mehr erreichbar. Seine nicht enden wollenden Gespräche blockieren die Leitung.

Erbost herrscht sie ihn an, bei ihr werde nicht hinter verschlossenen Türen telefoniert, innerhalb der Familie gebe es keine Geheimnisse. Wenn er solche hätte, solle er sich gefälligst in eine öffentliche Telefonzelle begeben, sie betreibe kein Hotel. Verblüfft beobachte ich ihren Wutausbruch.

Norbert setzt zu einer Rechtfertigung an. Seine Handlungen seien einzig geleitet von seinen Gefühlen für den Vater, die lasse er sich nicht zerstören.

Anneliese schüttelt verständnislos den Kopf, versucht eine Entgegnung. Erfolglos, denn er dreht sich brüsk um, verschwindet ohne jedes weitere Wort. Annelieses Groll hat sich gesteigert, verbittert beginnt nun sie, endlose Telefonate zu führen. Nacheinander berichtet sie voller Empörung ihren beiden Töchtern, was sich gerade ereignet hat.

Nachdem sich die Aufregung gelegt hat, ist auch ihr der Appetit vergangen. Wie am Vorabend trinken wir am Ende dieses total missratenen Tages Wein, um uns beruhigen. Schließlich trotte ich ausgelaugt in mein Zimmer. Kaum liege ich im Bett, ist meine Müdigkeit verflogen. Voller Schmerz denke ich an Sven, das Unglück, das uns getroffen hat. Gerade noch ein gesunder, vitaler Mann voller Pläne, befindet er sich nun in einem schmalen Krankenhausbett, umgeben von Schwerstkranken, zu denen er sich selbst gar nicht zählt.

Die Grübeleien haben mich wieder schläfrig gemacht, fast bin ich eingeschlafen. Meine Gedanken wandern weiter, nun beklommen zu seinem Sohn. Angst rüttelt mich wach, weiß ich doch Norbert in unmittelbarer Nähe im Zimmer neben mir. In mir manifestiert sich die Vorstellung, er schliche während meines Schlafs in mein Zimmer, um mich zu bedrohen. Vorbei ist es mit dem Schlaf, ich springe aus dem Bett.

Wie kann ich die Tür von innen sicher verschließen? Gar nicht, ein Schlüssel ist nicht vorhanden. So beginne ich mitten in der Nacht zu räumen. Befördere einen Stuhl vor die Tür, dessen Lehne ich unter die Klinke klemme. Zu wenig Sicherheit, welche Möglichkeiten bieten sich noch? Unsere Koffer! Schon habe ich sie auf den Stuhl getürmt. Das müsste reichen. Sollte ich tatsächlich einschlafen, würde lautes Poltern mich wecken, wenn Norbert versuchen sollte, in mein Zimmer einzudringen.

FREITAG, 14. APRIL 2000

Ich habe tatsächlich fest geschlafen. Die Sonne scheint strahlend hell ins Zimmer, kitzelt meine Nase, weckt mich. Läge Sven neben mir, wie schön wäre es hier. Ich würde mich in die Arme meines geliebten Mannes kuscheln, Frühstück zubereiten, dann könnten wir aufbrechen zu einer Fahrt, ganz egal wohin.

Wunschdenken, die Realität sieht anders aus. Die Stirn

runzelnd betrachte ich den nächtlichen Turmbau vor der Tür. Wie albern! Nichts ist geschehen, kein Stuhl ist verrückt, kein Koffer heruntergepurzelt. Nachdem die Barrikade beseitigt ist, schleiche ich etwas unsicher ins Bad. Norbert möchte ich nicht begegnen, husche rasch zurück in mein Zimmer, flitze schließlich nach unten. Unbändiger Kaffeedurst packt mich, der Frühstückstisch wartet darauf, gedeckt zu werden.

Fertig. Gerade rechtzeitig, in diesem Augenblick schlägt die Haustür. Anneliese hat ihre morgendliche Runde mit Paule beendet, sie freut sich auf die erste gemeinsame Mahlzeit des Tages.

Wo steckt Norbert? Wir warten. Nichts rührt sich in der oberen Etage. Ich will nicht nachsehen, Anneliese macht sich auf den Weg. Klopft an die Zimmertür, hinter der sie Norbert vermutet. Keine Antwort. Ihr Klopfen wird energischer. Erneut keine Reaktion.

Ich höre, wie sie behutsam die Tür öffnet. Kurz darauf unverständliches Schimpfen. Entrüstet steht sie vor mir, ungläubig höre ich, niemand sei da. Norbert ist verschwunden, mit ihm sein Gepäck. Er muss bereits nachts das Haus verlassen haben. Ohne Verabschiedung, ohne Dank an Anneliese.

Kopfschüttelnd und mit sich diskutierend ruft Anneliese wiederum ihre Töchter an. Das scheint sie immer zu tun, wenn sie etwas besonders bewegt. Sie redet immer noch, als ich die Haustür hinter mir schließe und mich zu einem Spaziergang aufmache.

Der Ort ist eingebettet in Wiesen, große freie Flächen, Waldstücke. Ich wandere auf einem Weg unmittelbar am Waldesrand entlang, dessen Verlauf ich mir diesmal genau einpräge, um wieder zurückzufinden. Unvermutet taucht ein Rudel Rehe auf, nur wenige Meter entfernt scheinen sie mich nicht zu wittern. Ein wenig bin ich erschrocken, doch das

Erschrecken liegt auf beiden Seiten. Als sie mich geortet haben, stieben sie davon. Heute erscheint mir die Natur besonders schön, die Sonne hat an Kraft gewonnen, der Frühling beginnt.

Wie schon den Morgen kann ich auch den beginnenden Tag nicht genießen. Eine eiserne Fessel scheint mein Herz zu umklammern. So sehr wünschte ich mir, Sven könnte teilhaben an der Schönheit der Natur. Stattdessen muss ihm mein Bericht genügen. Bis die Zeit herangerückt ist, dass ich nach Großhadern fahren kann, vergehen noch viele Stunden.

Ich habe mir mein weiteres Lebens wahrhaftig anders vorgestellt. Jetzt stecke ich hier in diesem Nest, weit entfernt von meinem vertrauten Berlin, kenne keine mir verbundene Menschenseele. Mein täglicher Weg führt mich durch München in eine Klinik, von der ich vorher nie gehört habe, von der Stadt sehe ich nichts. In diese Gedanken steigere ich mich derart hinein, dass ich der Verzweiflung nahe bin. Nur mühsam unterdrücke ich meine Tränen.

Genug des Selbstmitleids, rufe ich mich zur Ordnung, begebe mich augenblicklich auf den Rückweg. Die Zeit ist über meinen Grübeleien verronnen. Kaum bei Anneliese angekommen, starte ich unverzüglich zur S-Bahn. Umsteigen am Marienplatz in die U-Bahn bis zur Endstation, pünktlich zur Besuchszeit habe ich Großhadern erreicht.

Norbert ist nicht da, er scheint tatsächlich abgereist zu sein. Sven treffe ich unverändert an, ein wenig ungeduldiger, rastloser. Wir fragen uns, was weiter mit ihm geschehen wird. Er verspürt keine Schmerzen, ist sich jedoch seiner prekären Lage voll bewusst. Kann die Medizin ihm überhaupt helfen?

Ich versuche ihn zu trösten, erzähle von Überlegungen, die ich für uns angestellt habe. Wir werden unsere Arbeit nicht mehr in den Vordergrund stellen, uns weniger abhetzen, Zeit nehmen für Urlaubsreisen, sportliche Aktivitäten.

Wir werden unsere Freundschaften pflegen, dabei einen Teil des Lebens nur uns bewahren. Warum nur fasse ich derartige Entschlüsse erst jetzt, da es fast zu spät erscheint?

Über die Pläne sind die Stunden rasch vergangen, die Besuchszeit neigt sich dem Ende. Unvermutet trifft neuer Besuch ein. Unter völlig anderen Umständen als geplant lerne ich Monika und deren Mann kennen. Täglich hat Anneliese mit ihr telefoniert und vergeblich versucht, Aufschluss zu erhalten über Svens Erkrankung.

Sie bleiben nur wenige Minuten. Sven freut sich zwar, ist jedoch wieder hochrot und ziemlich erschöpft. Wir verabschieden uns recht bald, verlassen gemeinsam das Zimmer, morgen werde ich wiederkommen.

Kaum hat sich die Tür hinter uns geschlossen, strömen Tränen über Monikas Gesicht. Alle düsteren Befürchtungen, die ich durch unsere Zukunftspläne unterdrückt hatte, wallen wieder auf, aus Hoffnung wird bedrohliche Angst.

Hat sie als Ärztin etwas erkannt, was ich nicht sehe?

Wir werden gleich darüber reden, heute muss ich nicht mit Bahnen zurückfahren, die beiden stecken mich kurzerhand in ihr Auto, sie werden mit mir in München ein Eiscafé besuchen.

Obwohl wir uns bislang nicht persönlich kannten, verstehen wir uns auf Anhieb gut. Monika beginnt, nach unserem Leben in Berlin zu fragen. Bereitwillig berichte ich, wie wir uns kennen und lieben gelernt haben, erzähle von unseren gemeinsamen Lebensplänen. Schließlich auch davon, dass ich noch verheiratet bin. Von meinem bisherigen Leben, meinem Ehemann.

Dann sprudeln die Worte aus mir heraus, ich offenbare die jüngsten Erlebnisse mit Svens Familie, rede mir meinen zusätzlichen Kummer von der Seele.

Die beiden reagieren mit Bestürzung und der Schlussfolgerung, meine Schwierigkeiten würden zunehmen. Was sie zu dieser Annahme veranlasst, vermag ich nur vage zu erkennen.

Sie verdeutlichen mir meine Situation. Derzeit lebe ich in einer Wohnung, auf die ich rechtlich keinen Anspruch habe. Für Sven habe ich mein bequemes Leben aufgegeben, was für mich Bedeutung hat, befindet sich nun bei ihm. Nach dem Verhalten von Svens Familie müsste ich damit rechnen, dass man mir für den Fall, dass er die Krankheit nicht überlebt, alles nehmen würde. Lasse sich beweisen, welche Gegenstände mein Eigentum sind? Schwerlich. Niemals haben wir bedacht, dass unser Leben eine Wendung nehmen könnte, unsere Vorsätze reichten für die Ewigkeit.

Zum ersten Mal höre ich ausgesprochen, was ich bislang zu verdrängen suchte: Sven könnte sterben. Dazu käme seine gegen mich eingenommene Familie. Panik ergreift mich, ich möchte nichts mehr hören. Doch Monika redet nachdrücklich weiter auf mich ein, ohne dass ich ihren Redefluss begreife.

Vor mit steht ein verlockend aussehender Eisbecher, nichts davon kann ich verspeisen. Ich habe nur noch den Wunsch wegzulaufen, nichts mehr zu hören. Endlich brechen wir auf.

Zu Hause angekommen, sitzen wir noch lange mit Anneliese zusammen, diskutieren immer wieder darüber, welch Schicksalsschlag Sven getroffen hat. Niemand kann den Zeitbruchteil, der unser Leben verändert hat, ungeschehen machen. Die Ärztin in Monika urteilt pessimistisch, die Schwester sucht nach einem Hoffnungsschimmer.

Unsere Gespräche drehen sich ergebnislos im Kreis. Ich bin erleichtert, als die beiden schließlich ihren Heimweg antreten. Endlich nichts mehr hören, nichts mehr sehen und schon gar nicht denken.

Wie lange ich wach liege, weiß ich nicht. Ich fasse den Entschluss, so schnell wie möglich nach Berlin zurückzufahren, hier halte ich es nicht mehr aus. Morgen werde ich konkret darüber nachdenken.

An diesem Sonnabendvormittag trotte ich erneut ziellos durch die Gegend, wandere gedankenversunken auf mir inzwischen vertrauten Wegen durch den Wald. Die vergangenen Tage haben mein Leben in ein Chaos gestürzt, nichts mehr ist wie zuvor. Die weite Rückfahrt nach Hause werde ich allein bewältigen müssen, eine unabänderliche Tatsache.

Den Nachmittag verbringe ich bei Sven, sein Gesundheitszustand bleibt unverändert. Dies wird mein letzter Besuch sein, ich werde morgen früh aufbrechen, einen Tag früher als geplant. Betreten auf meinem Hocker hin und her rutschend überlege ich fieberhaft, wie ich ihm diese Nachricht am besten beibringe. Schließlich überwinde ich mich, einmal müssen wir voneinander Abschied nehmen.

Ergeben fügt er sich in das Unvermeidliche, der Druck, mit dem er meine Hand umklammert hält, verstärkt sich. Daran erkenne ich seine Gefühlsregung, obwohl er seine Trauer zu verbergen sucht. Rasch verfliegen unsere vorläufig letzten gemeinsamen Stunden.

Noch einmal führe ich ein Gespräch mit den Ärzten. Die Kollegen der anderen Kliniken haben sich noch immer nicht geäußert. Aus Berlin werde ich so lange telefonisch nachfragen, bis die Stellungnahmen eingegangen sind.

Noch einmal kehre ich an Svens Bett zurück mit der Versicherung, es bestünden nicht die geringsten Gründe zur Traurigkeit. In nur einer Woche werde ich das arbeitsfreie Osterwochenende wieder hier bei ihm verbringen. Gleich am Montag werde ich Flüge nach München buchen.

Svens Miene erhellt sich, besorgt ermahnt er mich, auf der Rückfahrt nicht zu rasen, bittet um meinen Anruf in der Klinik, sobald ich zu Hause eingetroffen bin. Mit dem Versprechen verabschiede ich mich, umarme ihn fest ein letztes Mal. Gellende Warntöne alarmieren die Schwester. Kein Wunder, die Gefühlsregungen haben die Blutdruckkurve in schwindelnde Höhe getrieben.

Am Abend sitze ich ein letztes Mal mit Anneliese zusammen, wir sprechen über die vergangene Woche und wünschten, die Zeit ungeschehen machen zu können. Leider ein unerfüllbaren Wunsch.

Rückkehr allein nach Hause

Schon seit jeher fällt es mir schwer, während der Nacht vor einer Reise Schlaf zu finden. Diesmal besonders, unruhig wälze ich mich von einer Seite auf die andere. Die Gedanken lassen mich einfach nicht zur Ruhe kommen. Unsere beiden Koffer und Taschen warten gepackt vor meiner Zimmertür darauf, in den Kofferraum transportiert zu werden. Der Anblick von Svens unbenutzten Sachen lässt mein Herz vor Kummer erstarren. Bei der Erinnerung, wie fröhlich und hoffnungsvoll wir vor nur einer Woche gestartet sind, überkommt mich mit Macht das Bewusstsein, was sich seither ereignet hat. Wie wird sich unsere Zukunft entwickeln? Haben wir überhaupt eine?

Nichts hält mich noch im Bett. Trotz früher Morgenstunde schleppe ich, mich leise durchs Haus bewegend, das Gepäck zum Auto, schnell ist es verstaut. Unsicher lehne ich startbereit an der Wagentür. Einerseits möchte ich Anneliese zu dieser Zeit nicht stören, andererseits ist es mir ein Bedürfnis, mich von ihr zu verabschieden und für ihre Gastfreundschaft zu danken. Viel Aufregung haben wir ihr bereitet. Ich werde in der Küche warten.

Meine Bedenken lösen sich in Luft auf, Paule saust schwanzwedelnd auf mich zu. Auffordernd baut er sich vor seinem Fressnapf auf. Umsonst, von mir ist nichts zu holen, da hat er Pech. Anneliese taucht auf, noch etwas verschlafen. Verwundert fragt sie, warum ich zu dieser Zeit in der Küche sitze. Meine Beweggründe sind rasch erklärt. Nach kurzer, herzlicher Verabschiedung beginnt meine Rückfahrt um 6:30 Uhr.

Die Fahrtroute klebt am Armaturenbrett, es kann losgehen. Ein Blick auf die Anzeigentafel zeigt mir, dass der Tank fast leer ist. Das fängt gut an! Eine Tankstelle gibt es hier nicht, bevor ich die Autobahn erreiche, werde ich im nächstgrößeren Ort eine ausfindig machen. Ich starte. Schon warnt die Tankanzeige mit lautem Ton. Von Tönen habe ich wahrlich genug, die der Intensivstation gellen noch immer in meinen Ohren.

Nach nur wenigen Kilometern entdecke ich ein Tankstellenschild. Gerettet! Weit gefehlt, am frühen Sonntagmorgen verirrt sich hierher kein Mensch, sie ist noch geschlossen. Natürlich führe ich einen Benzinkanister mit, der aber ist leer und kann mir auch nicht helfen. Nichts um mich regt sich, der Ort scheint leer gefegt, bleibt nur die Weiterfahrt zur Autobahn und die Hoffnung, bis dorthin zu gelangen.

Das schaffe ich tatsächlich. Auch hier sind wenige Fahrzeuge unterwegs. Endlos nun die Strecke, keine Hinweisschilder auf eine Tankstelle. Es ist zum Verzweifeln. In kurzer Entfernung wird eine Ausfahrt angezeigt. Die nehme ich, verlasse kurz entschlossen die Autobahn, finde tatsächlich unmittelbar eine rettende Tankstelle. Letzter Zeitpunkt, der Tank ist völlig leer.

Keine Ahnung, wo ich mich hier überhaupt befinde. Jetzt muss ich aufpassen, bei der Einfahrt die richtige Seite erwischen. Bei meiner Ortskenntnis und in meinem Zustand würde es mich nicht wundern, wenn ich in verkehrter Richtung davonbrauste.

Alles in Ordnung, geschafft, nun gilt es nur noch, Hinweisschilder nicht zu übersehen und Geschwindigkeitsbegrenzungen zu beachten. Der mir fehlende nächtliche Schlaf macht sich bemerkbar, ich könnte am Steuer einschlafen. Rasch unterbreche ich die Fahrt, renne einige Runden ums Auto, schon geht es weiter.

Das Prozedere wiederholt sich einige Male, plötzlich befinde ich mich auf vertrautem Gebiet, Berlin ist nicht mehr weit. Bereits um 14:00 Uhr lande ich erleichtert vor der Haustür. Meine Anspannung löst sich.

Mühsam schleppe ich das Gepäck in die Wohnung, verstaue ordentlich alle Gegenstände. Dann gibt es nichts mehr zu erledigen. Mit der Untätigkeit überfällt mich Verzweiflung. Überall sehe ich Sven, fühle seine Umarmung, höre unser Lachen. Doch jetzt umgibt mich Stille, ich fühle mich entsetzlich allein.

Ich will unmittelbar eine Verbindung zwischen uns herstellen, greife zum Telefon, rufe in der Klinik in Großhadern an. Welche Überraschung, ich kann direkt mit ihm sprechen, eine Schwester bringt ihm ein mobiles Telefon. Svens Erleichterung darüber, dass ich wohlbehalten zu Hause eingetroffen bin, klingt deutlich durch seine Worte. Nichts Neues in Großhadern, sein Befinden sei unverändert, lässt er mich wissen. Das Telefon wird auf der Station benötigt, wir müssen unser Gespräch rasch beenden, verabschieden uns schweren Herzens voneinander. Bevor ich den Hörer auflege, verspreche ich, mich morgen wieder zu melden, vielleicht können wir wenigstens ein paar Sätze wechseln.

Wilde Sehnsucht packt mich nach dem geliebten Gesicht, seiner warmen Stimme, den starken Armen. Könnten wir nur wieder ungetrübt beisammen sein! Dieser Wunsch wird sich vorerst nicht erfüllen, das ist mir nachhaltig bewusst. Untätig, regungslos hocke ich im Schlafzimmer auf dem Fußboden. Heute vor einer Woche war die Welt noch in Ordnung, wir waren unterwegs in unseren ersten Urlaub. Ahnten nichts von den Ereignissen, die sich drohend angekündigt hatten.

Erst jetzt, da es verloren scheint, erkenne ich unser Glück. Schließlich verkrieche ich mich mit einer Flasche Wein im Sessel, das soll mich von meinen Grübeleien befreien, bis erlösender Schlaf mich zur Ruhe kommen lässt. Irgendwann liege ich allein im großen Bett, taste wie gewohnt zur Seite.

Umsonst, nichts als Kälte und Leere. Ich will nicht mehr denken. Morgen beginnt ein neuer Tag. Wir werden zumindest miteinander sprechen, hoffe ich.

Im Einschlafen ermahne ich mich, auf meinen Weinkonsum zu achten. Ich sollte weniger Alkohol trinken, der löst meine Probleme nicht.

MONTAG, 17. APRIL 2000

Letzter Urlaubstag. Wäre alles verlaufen wie geplant, hätten wir heute unsere Rückreise aus Bayern angetreten, morgen müssten wir beide wieder arbeiten. Nicht zurückdenken, nicht vergleichen, damit mache ich mir das Leben nur selbst schwerer. Am besten verlasse ich sofort die Wohnung, ich muss mich beschäftigen. Vergessen der Urlaubstag, schon zu früher Morgenstunde begebe ich mich ins Büro.

Mein mir vertrautes, großzügiges Arbeitszimmer, in dessen Mitte ich mich unschlüssig um mich selbst drehe, erscheint mir fremd. Was will ich hier? Irgendwann ruft mich das Telefon in den normalen Arbeitsrhythmus zurück. Für kurze Zeit vergesse ich meinen Kummer. Bis sich bohrend in mir die Aufforderung meldet, ich sollte Sven anrufen. Ich möchte nicht telefonieren, habe Angst vor einer möglichen Verschlechterung. Unter Überwindung greife ich schließlich zum Hörer.

Welche Freude, auch heute kann ich unmittelbar mit ihm reden. Munter klingt seine Stimme, alles unverändert. Antworten der angefragten Mediziner lägen noch immer nicht vor. Voller Optimismus spreche ich ihm Mut zu, verabschiede mich fröhlich mit der Versicherung, mich morgen wieder zu melden.

Auch heute sitze ich sehr früh an meinem Schreibtisch. Diesmal werde ich mit meinem Anruf in Großhadern nicht warten. Bevor die Tageshektik beginnt, möchte ich die geliebte Stimme hören.

Höre ich nicht. Ich kann nicht mit Sven sprechen.

Erschrocken zwinge ich mich zur Arbeit. Was ich erledige, geschieht mechanisch, ich weiß eigentlich nicht, was ich tue. Meine Gedanken sind beherrscht von der Frage, was geschehen sein mag. Nur ein neuerliches Telefonat könnte meine Zweifel beenden. Ich muss die Wahrheit erfahren.

Niederschmetternd das Ergebnis: Svens Zustand hat sich verschlechtert. Fassungslos starre ich auf die in großen Zahlen notierte Kliniktelefonnummer.

Irgendwie vergeht der Tag, der Abend bricht an. Bevor ich nach Hause fahre, werde ich noch einmal anrufen. Während ich noch darüber nachdenke, meldet sich mein auf dem Schreibtisch vor mir liegendes mobiles Telefon. Ohne das Gespräch anzunehmen, weiß ich Bescheid. Vor meinen Augen läuft im Zeitraffertempo ein Film ab. Den Anrufer kenne ich, wohl auch die Information, die ich gleich hören muss. Bleibt die offene bange Frage: Lebt Sven noch?

Wie vermutet, der mir aus mehreren Unterredungen bekannte Oberarzt bestätigt meine Befürchtungen. Er weiß mich vorbereitet, da ich heute bereits zweimal vergebens versucht habe, mit Sven Verbindung aufzunehmen.

Zwischen Leben und Tod

Svens Zustand hat sich im Laufe des Tages stetig verschlechtert. Die daraufhin vorgenommene CCT mit Kontrastmittel zeigte in 3-D-Rekonstruktion eine zunehmende fusiforme aneurysmatische Aufweitung im Bereich der vermuteten Dissektion links ventrolateral. Gegen 17:00 Uhr führte ein akutes Kopfschmerzereignis zur Bewusstlosigkeit und respiratorischer Insuffizienz. Sven wurde notfallmäßig intubiert und kontrolliert beatmet. Eine dann unmittelbar durchgeführte neuerliche CCT bestätigte den Verdacht auf eine Rezidivblutung mit frischen präpontinen Blutanteilen. Eine unmittelbar angelegte Liquordrainage hält den Hirndruck unter Kontrolle.

Die Worte rauschen an mir vorbei, gravierend die Tatsache der nun eingetretenen zweiten Hirnblutung. Während ich noch versuche, die Bedeutung zu erfassen, bittet mich der Arzt, sofort zu kommen.

Ich bin erst zwei Tage zu Hause, schon haben sich die schlimmsten Befürchtungen bewahrheitet. Wie aus weiter Ferne vernehme ich, dass Svens Überleben so ungewiss sei, dass ich gegen 21:00 Uhr nochmals in der Intensivstation anrufen möge. Dann würde ich konkret erfahren, ob mein Kommen überhaupt erforderlich sei. Ehe ich eine Frage stellen kann, ist die Verbindung beendet. Fassungslos sinke ich am Schreibtisch zusammen.

Einen nochmaligen Anruf warte ich nicht ab, ich werde gleich für morgen einen Flug buchen. Der Schock lässt mich nur unter Schwierigkeiten die Telefonnummer des Flughafens Berlin-Tegel herausfinden, ein Platz in der frühestmöglichen Maschine nach München ist reserviert.

Fluchtartig stürze ich aus dem Büro. Zu Hause angelangt stelle ich fest, dass seit dem Telefonat erst eine Stunde vergangen ist. Ab 21:00 Uhr könnte ich erfahren, ob Sven überlebt hat. Wie soll ich die Warterei aushalten?

Langsam beginnt mein Verstand wieder einzusetzen. Ich muss die Kinder informieren. Welches der drei? Bestimmt nicht Norbert, auch nicht Sabine. Julian, ihm fühle ich mich am ehesten verbunden. Er lebt zwar in Amerika, wird sich jedoch einige Monate in Berlin aufhalten, um Abschlussprüfungen seines Jurastudiums zu absolvieren. Am gestrigen Tag ist er in Berlin eingetroffen. Ein Wink des Schicksals? Bedrückt denke ich daran, wie Sven sich auf das Wiedersehen mit seinem Sohn gefreut hat. Zu früh!

Julian wohnt bei seiner Mutter, Svens Exfrau. Meine gespaltenen Gefühle ihr gegenüber nach unserem ersten und einzigen Zusammentreffen im Klinikum Großhadern muss ich unterdrücken, rufe an. Sie meldet sich, ohne Erklärung will ich mit Julian verbunden werden.

Zu meiner Erleichterung bleibt mir ein Wortwechsel mit ihr erspart, Julian ist sofort am Apparat. Ohne Beschönigung berichte ich, dass sein Vater eine zweite Hirnblutung erlitten habe, die er möglicherweise nicht überleben werde. Bitte ihn, mit mir zu reisen, nenne meinen bereits gebuchten Flug. Möglicherweise ist in der Maschine ein weiterer Platz frei. Schon nach kurzer Zeit ruft er zurück. Er wird morgen um 6:00 Uhr bei mir sein, gemeinsam werden wir zu Sven fliegen. Es sei denn, ich würde mich später noch einmal melden müssen.

Die Stunden bis zu meinem Anruf in der Klinik scheinen endlos, die Minuten schleichen dahin. Endlich stehen die Zeiger auf 21:00 Uhr. Bislang konnte ich den Zeitpunkt nicht abwarten, doch nun zögere ich voller Bangen. Allen Mut zusammennehmend, stelle ich schließlich mit tonloser Stimme die alles entscheidende Frage: Kann ich kommen?

Ich kann, Sven lebt. Nach der Antwort breche ich zusammen, weine hemmungslos. Dann raffe ich mich auf, packe wahllos einige Sachen zusammen, ich werde so lange wie möglich in München bleiben, die arbeitsfreien Osterfeiertage nutzen.

MITTWOCH, 19. APRIL 2000

Um 7:15 Uhr ist die Maschine nach München gestartet. Vom Flughafen Erding fahren wir unmittelbar ins Klinikum nach Großhadern. Mir scheint, ich sei erst gestern die langen Krankenhauswege entlanggegangen, die wenigen Tage dazwischen sind ausgelöscht.

Wir werden bereits erwartet. Ein kurzer Bericht über die Ereignisse: Einige Zeit nach der erneuten Hirnblutung war Sven wieder erweckbar, öffnete spontan die Augen, bewegte auf Aufforderung unter niedrig dosierten Beruhigungsmedikamenten seitengleich Arme und Beine. In der transkraniellen Dopplersonographie (TCD), einer speziellen Ultraschalluntersuchung des Gehirns, haben sich keine krankhaften Veränderungen gezeigt, Komplikationen seitens des Kreislaufs und des Herzens traten nicht auf.

Ratlosigkeit auf meiner Seite. Bislang sahen die Mediziner keine Lösungsmöglichkeit, hat sich daran etwas geändert? Das hat es allerdings. Es muss sofort gehandelt werden, nur dann besteht für Sven eine Überlebenschance, wenn auch nur eine äußerst geringe.

Beide angefragten Arztkollegen haben sich inzwischen geäußert mit dem übereinstimmenden Ergebnis, nur eine Art der Operation komme in Frage. Die Implantation eines Stents zur Unterstützung der Kopfhauptarterie mit gleichzeitiger endovaskulärer Aneurysmabehandlung.

Mittels Mikrokatheter wird von der Leiste aus ein millimeterdünner Stahldraht eingeführt bis hin zum Aneurysma. Nach dessen Rückführung lösen sich die dabei eingebrachten Materialien elektrolytisch ab. Sie dehnen sich selbsttätig aus, erreichen eine innere Verstärkung der Arterie bei gleichzeitiger Ausfüllung des Aneurysmas bis hin zur Gefäßwandaussackung mit Platinspiralen (Coils).

Technisch erscheint mir die Behandlungsmethode und deren Ziel verständlich, doch in die Realität übertragen utopisch. Kein Schnitt, keine Naht, ein radiologischer Eingriff von der Leiste bis in den Kopf. Ein langer, komplizierten Weg durch den Körper.

Schon frage ich nach dem Operationsrisiko. Hätte ich diese Frage nur nicht so deutlich gestellt. Bei der Beantwortung spüre ich einen Schlag in die Magengrube. Die Überlebenschancen seien gering.

Der Eingriff würde durchgeführt unter Röntgendurchleuchtung, besonders problematisch sei die Stelle unmittelbar am Hirnstamm, an der das Aneurysma aufgetreten ist. Bis dorthin müssten die Coils geführt werden, um den Raum dicht und vollständig auszufüllen. Nur auf diese Weise sei das erneute Austreten von Blut zu verhindern. Eine millimetergenaue Behandlung ist vonnöten, die äußerstes Geschick und größte Fertigkeit des Arztes erfordert. Die Gefahr, eine Arterie zu beschädigen, ist außergewöhnlich hoch.

Damit nicht genug. Während ich die Tatsachen zu verkraften versuche, kommt ein weiterer Risikofaktor ins Spiel. Zur Operationsdurchführung ist ein Transport per Hubschrauber nach Essen erforderlich, zum Alfried Krupp von Bohlen und Halbach Krankenhaus. Im Raum Deutschland sei derzeit nur der dort die Klinik für Radiologie und Neuroradiologie leitende Arzt im Stande, den bei Sven notwendigen Eingriff durchzuführen.

Bislang wurde eine derartige Operation in Deutschland überhaupt erst zehn Mal ausgeführt, begründet dadurch, dass die Betroffenen in der Regel sterben, bevor eingegriffen werden kann. Sven wäre der elfte Patient.

Eigentlich möchte ich erfahren, ob die anderen zehn überlebt haben, doch ich verzichte auf jede weitere Frage. Die Antwort will ich nicht wissen, ich habe genug gehört. Aber es gibt keine Alternative, eine Operation ist unumgänglich.

Der Arzt benötigt für die Operation eine Einverständniserklärung. Sven ist nicht mehr bei Besinnung, ich muss entscheiden. Während der ersten Zeit der Erkrankung haben wir mehrfach darüber gesprochen, welches Urteil zu treffen sei, wäre eine Operation angedacht. Selbst bei höchstem Risiko waren wir darin einig, einer solchen zuzustimmen. Ohne Eingriff hätte Sven ein Leben wie auf einem Pulverfass angesichts der Tatsache, dass eine erneute Hirnblutung unweigerlich eintreten würde. Nur wann? Eine nicht zu verkraftende Tatsache. Schweren Herzens, im Bewusstsein der Gefahren gebe ich das Einverständnis zur Operation.

Dann werden wir zu Sven vorgelassen. Mein Erschrecken steigert sich ins Unermessliche. Ist er das überhaupt noch? Intubiert und beatmet liegt er wachsbleich im Bett, unsere Anwesenheit nimmt er nicht mehr wahr.

Schweigsam treten wir unsere Bahnfahrt an zu Anneliese. Sie bedeutet für mich inzwischen etwas Vertrautes in der mir fremden, wirren Welt. Trotz der erheblichen Belastung ihres ruhigen Lebens wird sie uns aufnehmen, wir sind ihr dankbar.

Wieder sitzen wir gemeinsam um den runden Tisch, von dem Sven vor nunmehr zehn Tagen aufstand, stürzte. Sein Leben war damit eigentlich zu Ende.

Heute weiß ich, dass weltweit bislang wenige von Hirnblutungen Heimgesuchte die Attacken überlebt haben, meist tritt der Tod unmittelbar ein. Erfahrung auf dem Gebiet zu sammeln ist daher kaum möglich, hier wird medizinisches Neuland betreten. Operationsmöglichkeiten gibt es erst seit etwa fünf Jahren.

Morgen wird Svens Schwester Maria, die mit ihrer Familie seit vielen Jahren in Amerika lebt, mit ihren Söhnen Boris und Peter anreisen. Maria ist im Staat Oklahoma an einem Krankenhaus als Anästhesistin tätig, vielleicht kann sie uns näher informieren, ein wenig Hoffnung vermitteln. Ich klammere mich an jeden Strohhalm.

DONNERSTAG, 20. APRIL 2000

Um 11:00 Uhr meldet sich mit fröhlichem Ton mein Mobiltelefon. Fröhlich ist mir keinesfalls zu Mute, es kann sich bei dem Anruf nur um Sven handeln. Richtig. Der Oberarzt meldet, dass Sven für den Transport nach Essen vorbereitet sei. Der Hubschrauber würde in etwa einer Stunde starten. Bis dahin bestünde die Möglichkeit, ihn vor Abflug noch einmal zu sehen.

Panisch rase ich durchs Haus. Wie gelangen wir nach Großhadern in nur einer Stunde? Mit einer Taxe könnten wir es vielleicht schaffen. Die versuchen wir vergeblich zu chartern. In diesem Nest gibt es keine Taxen, auch in Dachau, dem nächstgelegenen größeren Ort, haben wir keinen Erfolg. Unvorstellbar für uns Großstadtmenschen. Ohne Alternative stürzen Julian und ich schließlich zur Bahn. Ich bin unendlich froh, dass er bei mir ist.

Die Anschlüsse klappen zwar hervorragend, dennoch erreichen wir das Krankenhaus erst nach 13:00 Uhr. Wir jagen durch die langen Gänge, erreichen nach Luft ringend die Intensivstation. Klingeln erübrigt sich, in diesem Augenblick öffnet sich die Tür.

Eine Trage wird herausgeschoben. Sven. Der geplante Transport hat sich verzögert, nur durch diesen Umstand sind wir gerade rechtzeitig eingetroffen, um ihn noch einmal sehen zu können. Wie am Vortag ist er ohne Besinnung, bereits vorbereitet für die Operation. Von der Trage, auf der er jetzt liegt, wird er nicht mehr umgebettet.

Ich möchte mitfliegen. Kann ich natürlich nicht. Im Hubschrauber ist nur Platz für den Patienten und einen medizinischen Begleiter. Selbst wenn die räumliche Möglichkeit bestünde, würde meine Bitte abgelehnt. Noch ist nicht absehbar, ob Sven den Transport übersteht, die Chancen dafür stehen 70 (nein) zu 30 (ja). Eine niederschmetternde Prognose.

Mit diesen Voraussagen sind wir entlassen, es gibt hier für uns nichts mehr zu tun. Deprimiert fahren wir zurück. Professor Kühne, der Operateur, wird auf meinem Mobiltelefon über den möglichen Verlauf der Operation berichten. Wird er das tatsächlich?

Schweigend angelangt, empfängt uns ein volles Haus. Die Familienmitglieder aus den USA sind gerade eingetroffen. Unbeachtet blockieren unzählige Gepäckstücke die Zimmer, Maria versucht sich zuerst einen Überblick über die Geschehnisse der vergangenen zwölf Tage zu verschaffen. Viele ihrer medizinischen Fragen kann ich nicht beantworten.

Anneliese verfolgt die Gespräche verstört, dem herrschenden Trubel kaum gewachsen. Diese Nacht wird sie uns alle beherbergen, morgen jedoch müssen wir uns eine andere Unterkunft suchen.

Maria, Boris, Peter, Julian, Anneliese, wir alle halten uns nun auf der Terrasse auf, warten. Eine Hochdruckzone hat sich durchgesetzt, es herrschen Temperaturen wie im Sommer. Nach einem langen Winter liebe ich diese Jahreszeit ganz besonders, heute jedoch kann ich keine Freude empfinden. Paule rast begeistert zwischen uns umher, endlich viele Menschen, die mit ihm spielen könnten. Doch sein lautstarkes Gebell bleibt ohne Erfolg, niemand reagiert.

Die Zeit will nicht vergehen, ruhelos wandere ich auf und ab, bohrend in mir die Frage, wird Professor Kühne anrufen? Falls Sven den Transport und die Operation überstanden haben sollte, bin ich entschlossen, nach Essen zu fahren, ich will ihn sehen. Die Ungewissheit hier kann ich nicht ertragen.

18:15 Uhr, das Telefon klingelt. Ich halte es einen Augenblick wie erstarrt in der Hand, mein Atem stockt, dann erst stelle ich die Verbindung her. Ich nicke den anderen zu, endlich der sehnlichst erwartete und gleichzeitig gefürchtete Anruf aus Essen.

Professor Kühne berichtet, die Operation sei gelungen, sei in etwa zehn Minuten beendet. Problemlos wurde der Stent, eine metallische Gefäßprothese, in das Innere der erkrankten Arterie implantiert, damit sei weiteres Austreten von Blut gestoppt. Morgen Vormittag werde der Operierte zurückverlegt nach Großhadern.

Es gelingt mir gerade noch, mich für die Benachrichtigung zu bedanken, dann ist es um meine Beherrschung geschehen. Tränen rinnen unaufhaltsam über mein Gesicht.

Alle verharren schreckensstarr, Maria schließt mich in ihre Arme, fragt stockend, was passiert sei.

In meiner Reaktion hat sich die bestehende Spannung entladen. Mir wird erst später klar, dass die anderen aus meinem Verhalten schließen mussten, Sven hätte nicht überlebt. Mühsam beginne ich die Nachricht zu wiederholen.

KARFREITAG, 21. APRIL 2000

Früh treibt es mich aus den Federn. Noch herrscht im Haus absolute Stille. Ich mache mich auf den Weg in den Ort zum einzigen Bäcker. Hoffentlich hat der am heutigen Feiertag geöffnet. Die vorhandenen Vorräte werden für die vielen Personen nicht ausreichen, irgendwie werde ich Verpflegung beschaffen.

Vor dem Geschäft parkt ein Transporter mit frischen Backwaren, die nicht ausgeladen werden können, weil die Bäckerei noch geschlossen ist. Es gelingt mir, die wartenden Lieferanten zu überreden, mir direkt aus dem Wagen Brötchen aller Sorten zu verkaufen. Mit großen Tüten beladen bin ich zurück, noch immer regt sich nichts. Der durchs Haus ziehende Geruch frischen Brotes treibt im Nu einen nach dem anderen in die Küche. Mit Staunen beobachte ich, wie sie über den gedeckten Tisch herfallen, mit großem Appetit alles verputzen. Ich selbst bekomme wie üblich nichts herunter.

Sogleich rufe ich in Großhadern an, will erfahren, ob Sven wieder eingetroffen sei. Leider noch nicht, doch das beunruhigt mich nicht, der Rücktransport ist als ungefährlich eingestuft.

Nach meiner Einsamkeit während der vergangenen Tage vergeht die Zeit im Trubel der Familie rasch, zur Mittagszeit telefoniere ich erneut. Sven ist eingetroffen, doch noch nicht ansprechbar. Wir könnten ihn nachmittags besuchen, dann sollte er aufgewacht sein.

Heute fahren wir gemeinsam mit dem Auto, Anneliese bleibt zu Hause. Maria hat am Flughafen für den Aufenthalt in Deutschland einen großen BMW mit Navigationssystem gemietet, darin haben wir fünf Platz. Faszinierend lausche ich der freundlichen Stimme, die uns den richtigen Weg weist. Kein Problem mehr, sich zurechtzufinden. Das wäre etwas für mich!

Jeweils zu zweit verweilen wir an Svens Bett, zuerst Maria und ich. Er ist wach, scheint uns zu verstehen, kann jedoch nicht sprechen. Maria fordert ihn auf, alle Extremitäten zu bewegen. Arm und Bein rechts gehorchen mit normaler Stärke, das linke Bein lässt sich, zwar mit Mühe, anziehen, der linke Arm und die linke Hand sind nur schwach beweglich. Verständlich ist mir der Sachverhalt nicht, Maria jedoch scheint einen Verdacht zu hegen. Nun löst Julian sie ab, danach sind Boris und Peter an der Reihe. Diesen Personenwechsel führen wir bis zum Ende der Besuchszeit durch. Abschließend stehen wieder Maria und ich bei Sven. Auf Marias jetzige Aufforderungen zum Bewegen der linken Seite reagiert er nur noch unmerklich, die Lähmung hat sich verstärkt.

OSTERSONNABEND, 22. APRIL 2000

Obwohl wir uns jahreszeitlich noch im Frühling befinden, sorgt die mit voller Kraft vom wolkenlosen Himmel strahlende Sonne für hochsommerliche Temperaturen.

Wir verabschieden uns von Anneliese, sie wird sich erst einmal von der ungewohnten Aufregung erholen. Gemeinsam suchen wir für die nächsten Tage Unterkünfte. Ich möchte nahe des Klinikums wohnen, Maria, ihre Söhne und Julian entdecken bereits kurz nach unserem Aufbruch einen Gasthof ganz in der Nähe. Nachdem ihr Gepäck untergebracht ist, treffen wir uns im Garten zu einem Mittagsimbiss. Große Sonnenschirme schützen vor der Hitze.

Seufzend wünsche ich mir, Sven säße bei diesem Familientreffen mit am Tisch, wie glücklich wäre er, ich sehe seinen strahlenden Gesichtsausdruck deutlich vor mir. Maria reißt mich aus meinen Träumen, wir wollen uns auf den Weg machen ins Klinikum. Wir wird Svens Verfassung heute sein?

Er begrüßt uns mit einem müden Lächeln, wirkt sehr apathisch. Dieser Zustand bessert sich im Laufe der Zeit geringfügig, gleichzeitig steigert er sich in eine beängstigende Unruhe. Er scheint ein Problem lösen zu wollen, kann sich aber nicht artikulieren.

Wir versuchen es schriftlich. Eine Krankenschwester bringt Block und Filzschreiber. Mit zittrigen Druckbuchstaben stellt er die Frage, was mit seiner linken Seite geschehen sei. Die ist heute, im Gegensatz zu unserem gestrigen Besuch, vollends gelähmt. Maria erklärt ihm, es handele sich um Operationsfolgen, die sich wahrscheinlich im Laufe der Zeit zurückbilden würden. Damit gibt er sich zufrieden, seine Augen schließen sich, er fällt in tiefen Schlaf. Als Ärztin sucht Maria nun ein Gespräch mit dem Oberarzt, lückenlos möchte sie über Ereignisse und Prognosen aufgeklärt werden. Ich höre noch einmal zu.

Zur Darstellung der Erkrankung und deren Behandlung werden im Ärztezimmer wie zuvor unterstützend Röntgenaufnahmen an beleuchtete Monitore geklemmt. Zusammenfassend die Begebenheiten: Sven hat zwei Hirnblutungen erlitten, die erste am 9. April, die zweite am 18. April im hiesigen Klinikum. Spezifiziert handelte es sich um Subarachnoidalblutungen eines Aneurysmas des Grades III mit präpontinen Blutanteilen und beginnendem Hydrozephalus (Liquorabflussbehinderung). Auf der Intensivstation wurde nach der ersten Blutung eine externe Liquordrainage rechts frontal angelegt, die zu einer deutlichen Wachsamkeitsbesserung führte. Weitere Maßnahmen sind hier nicht durchführbar.

Nach der zweiten Hirnblutung am 18. April wurde der Patient am 20. April per Hubschraubertransport verlegt nach Essen in die Klinik für Radiologie und Neuroradiologie des Alfried Krupp von Bohlen und Halbach Krankenhauses zur Operation durch Professor Dr. Dietmar Kühne.

Die Operation: Bei dem intubierten und beatmeten Patienten wird die Arterie femoralis beidseitig punktiert, auf der rechten Seite eine 8 F-Katheterschleuse, links eine 6 F-Katheterschleuse platziert. Zunächst wird eine diagnostische Angiographie der linken Arterie vertebrales vorgenommen. Das Angiogramm zeigt eine Gefäßaussackung der Arterie basilaris in der Mitte zwischen dem Abgang der

Arterie anterior inferior cerebelli und dem Abgang der Arterie cerebelli superior. Das Aneurysma mit einer ovalen Form weist nach links laterial, der Längsdurchmesser beträgt ca. 8 mm, der Querdurchmesser ca. 4 mm, wobei eine kuppelförmige Ausstülpung des Aneurysmas nach cranial zeigt. Der Übergang zur Arterie basilaris ist breitbasig, die Arterie basilaris in Höhe der Entwicklung des Aneurysmahalses etwas kolbig aufgetrieben, sodass die distal und proximal hiervon befindlichen Gefäßabschnitte der Arterie basilaris kaliberschmächtiger sind. Der Halsabschnitt des Aneurysmas ist in der Schrägprojektion RAO 15 Grad ausreichend frei projiziert.

In dieser Position wird dann über einen 8 F-Führungskatheter, der in die linke Arterie vertebrales eingeführt wird, ein Coronarstent AVE S 670 4mm/12mm platziert. Problemlos gelingt es, diesen Stent über den Halsabschnitt des Aneurysmas zu manövrieren. Der Stent wird mit 8 ATM vorsichtig anmodelliert.

Nach Entfernen des Ballonkatheters ist der Einstrom KM-führenden Blutes in das Aneurysma reduziert, allerdings lässt sich noch eine kräftige Füllung des Aneurysmalumens nachweisen.

Ein über Dampf vorgebogener Excel 14-Mikrokatheter wird drahtgesteuert durch die Maschen des Stents im Aneurysma platziert. Insgesamt werden zwanzig elektrolytisch ablösbare Platinmikrospiralen in das Aneurysma eingeführt und regelrecht abgelöst.

Die Übersichtsangiographien der linken Arterie vertebrales nach Stentplatzierung und Coilokklusion des Aneurysmas zeigen, dass die abhängigen Gefäße der Arterie basilaris unverändert dargestellt sind. Ein Einstrom KM-führenden Blutes in das Aneurysma ist nicht mehr nachzuweisen.

Maria hat den detaillierten Ausführungen gespannt gelauscht, ohne auch nur einmal zu unterbrechen. Ich hätte gern häufig dazwischengefragt, denn vieles habe ich nicht begriffen. Nur so viel, dass das Aneurysma mit Platinmikrospiralen ausgefüllt und aus der Zirkulation ausgeschaltet werden konnte bei gleichzeitiger Einbringung eines Stents in die Arterie basilaris. Vielleicht habe ich etwas übersehen, mir sind die Ausfälle der linksseitigen Körperfunktionen noch immer nicht erklärlich.

Fast schüchtern erkundige ich mich, ob die Lähmung durch die Operation verursacht wurde. Der Arzt schüttelt den Kopf. Wie durch ein Wunder sei dies nicht der Fall, der erlittene leichtere Infarkt sei danach aufgetreten. Wann? Wo? Warum? Was wird nun geschehen? Keine dieser Fragen kommt über meine Lippen, Maria wird mich aufklären, hoffe ich.

Vor dem Klinikum versammeln wir uns an einem Rastplatz und erörtern erneut die Vorfälle. Alle bestürmen Maria mit Fragen, doch sie kann uns nichts Positives berichten. Unsere Gedanken drehen sich im Kreise, wir beginnen immer wieder von vorn und enden damit, dass der Ausgang ungewiss bleibt. Trotz großer Hitze zittere ich vor Kälte. Wir brechen auf.

Nur wenige Minuten Fußmarsch vom Klinikum entfernt befindet sich ein kleines Hotel, in dem ich ein Zimmer gemietet habe. Dorthin fahren wir gemeinsam, ich klettere aus dem Auto, winke dem sich entfernenden Wagen nach. Wieder bin ich mit meinem Kummer unsäglich allein.

Vom Balkon meines in der ersten Etage gelegenen behaglichen Zimmers blicke ich in einen kleinen Garten, entdecke an einem in blau-weißen Landesfarben geschmückten Maibaum unzählige farbenfrohe Ostereier. Holzsitzgruppen laden zum Verweilen ein, auf blau-weiß karierten Tischdecken stehen kleine weiße Vasen mit üppigen bunten Blumen. Abseits aufgestellte Gartenliegen verleiten zum Faulenzen. Könnte Sven bei mir sein, wie würden wir den

Aufenthalt hier genießen. Ohne ihn empfinde ich die Gemütlichkeit als schmerzlich.

In einer Balkonecke versteckt, beobachte ich eintreffende festlich gekleidete Menschen, ihre Fröhlichkeit dringt zu mir herauf. Ostersonnabend! Welche Pläne hatten wir für diese Tage. Von meinem Platz kann ich deutlich das Klinikum erkennen, in dem Sven ums Überleben kämpft.

Wie viel Zeit vergangen ist, weiß ich nicht. Alle Gäste sind gegangen, ich hocke noch immer in meiner Balkonecke. Eigentlich will ich meine Probleme nicht mit Alkohol lösen, doch jetzt muss ich mich betäuben. Kurz entschlossen erstehe ich in der Hotelbar eine Flasche eiskalten Wein, nehme meinen Platz wieder ein. Verzagt und unsäglich traurig beobachte ich die untergehende rote Sonnenkugel. Abrupt stürze ich ins Zimmer, greife zu meinem Mobiltelefon, fühle den Zwang, mit jemandem zu reden. Am besten mit Svens in unmittelbarer Nähe wohnender Stiefschwester Gudrun.

Es bleibt bei dem Versuch. Zwar meldet sie sich nach nur kurzem Klingeln, doch voller Schrecken bemerke ich, dass ich kaum antworten kann. Meine Stimme ist weg. Mühsam krächze ich ins Telefon, versuche zu berichten, was sich zugetragen hat. Dann muss ich den Anruf schnell beenden, ich bringe einfach kein Wort mehr heraus. Mühsam langt es gerade noch für eine Verabredung zu einem Spaziergang am Ostermontag.

Langsam vom Weinkonsum ermüdet, erlöst der Schlaf mich schließlich von diesem Tag.

Schon nach wenigen Stunden bin ich wieder wach, an Schlaf ist nicht mehr zu denken. Entschlossen begebe ich mich in den Frühstücksraum, verwundert beäugt vom Hotelpersonal. Am Ostersonntag lässt sich zu dieser frühen Morgenstunde niemand blicken, alle anderen Gäste scheinen noch in Morpheus' Armen zu liegen. Nachdem ich einige Tassen starken Kaffee heruntergestürzt habe, flüchte ich vor den Blicken. Trotz des frühen Morgens ist es schon sehr warm, die Natur scheint wie explodiert. An Bäumen und Sträuchern haben sich über Nacht Knospen geöffnet, überall grünt und blüht es. Welch schöner Tag, wäre da nicht Svens Überlebenskampf. Ziellos laufe ich durch die Straßen, in meiner Vorstellung sehe ich ihn an meiner Seite. Wie mag es ihm jetzt ergehen?

Bei diesen Gedanken krampft sich mein Inneres zusammen. Ich werde sogleich versuchen, zu ihm zu gelangen. Schon stehe ich vor dem Klinikum, telefoniere wegen meiner immer noch kaum verständlichen Sprache unter Schwierigkeiten mit der Intensivstation. Bitte um Einlass, der mir zu meiner Erleichterung gewährt wird. Nach kurzer Wartezeit lässt mich eine Krankenschwester ein mit dem Hinweis, ich müsse die Intensivstation sofort verlassen, sollte die Situation es erfordern. Mir ist alles recht, wenn ich nur bei ihm sein kann.

Auch im gesamten Krankenhaus herrscht feiertägliche Ruhe, nicht jedoch hier auf der Intensivstation, die schwerstkranken Patienten bedürfen ständiger Betreuung. Stumm wache ich an Svens Bett, umschließe seine rechte Hand, er soll spüren, dass er nicht allein gelassen wird. Aber empfindet er überhaupt wie früher? Sind seine Gefühle unverändert? Ich wünsche es mir sehr.

Das in zwei Halbkugeln aufgeteilte Großhirn eines Menschen ist verbunden durch einen Balken aus über zweihundert Millionen Nervenfasern. Bei den meisten befinden sich im linken Teil Zentren für Sprechen, Lesen, Schreiben, Rechnen, logisches Denken, im rechten Teil die für bildhaftes und räumliches Erkennen, Aufmerksamkeit, individuelle Charaktereigenschaften, emotionales, intuitives Denken. Jede Gehirnhälfte ist verantwortlich für die gegenüberliegende Körperseite.

Daraus erklären sich die unterschiedlichen Folgen eines Schlaganfalls. Bei Sven ist der Hirnstamm betroffen mit geringer Betonung der rechten Seite. Mit welchen Schlussfolgerungen?

Sein blasses Gesicht lässt keine Gefühlsregung erkennen, er weilt in einer Welt zwischen Wachen und Träumen, leblos liegt seine Hand in meiner. Ich sollte ihm etwas erzählen, damit er meine Gegenwart registriert. Den Versuch gebe ich sofort auf, nur ein paar krächzende Laute unterbrechen die Stille. Meine Stimme ist noch immer weg.

OSTERMONTAG, 24. APRIL 2000

Mein vorerst letzter Aufenthaltstag ist angebrochen, am Abend werde ich nach Hause fliegen. Heute muss ich nicht allein ziellos durch die Straßen irren.

Wie verabredet wartet Gudrun an unserem vereinbarten Treffpunkt, wir werden einen ausgiebigen Spaziergang unternehmen durch Münchens Ortsteil Großhadern, von dem ich bislang lediglich das Klinikumgelände kenne. An diesem frühen Ostermorgen sind nirgendwo Spaziergänger zu entdecken. Ihr schwarzer Schäferhund zerrt ungeduldig an der Leine. Sie befreit ihn, er bedankt sich mit freudigem Bellen. Einige Male umspringt er uns voller Lebenslust, stiebt dann freudig davon.

Viele Stunden sind wir unterwegs, normalerweise würde ich mich von der vielen Bewegung in frischer Luft erholen müssen. Aber Müdigkeit kenne ich nicht mehr, könnte mühelos ohne Schlaf auskommen. Unbegreiflich.

Nachmittags besuchen wir gemeinsam Sven, nichts hat sich verändert. Niedergeschlagen trennen wir uns.

Am Abend fliege ich nach Hause.

25. BIS 27. APRIL 2000

Am nächsten Tag, dem 25. April, fliegt auch Julian nach Berlin. Er wohnt weiterhin bei seiner Mutter, Svens Exfrau.

Wir telefonieren am Abend, ich hoffe auf positive Neuigkeiten. Natürlich gibt es wenig zu berichten. Die externe Ventrikeldrainage wurde am 25. April entfernt, das habe ich bereits telefonisch vom Oberarzt erfahren, weder Gründe noch Auswirkungen sind mir verständlich. Svens Zustand hat sich nicht verbessert, auch nicht verschlechtert.

Meine Gedanken kreisen unablässig um ihn, Tag und Nacht. Kaum registriere ich, was ich im Büro erledige. Zum Glück hat die Sommerzeit begonnen, damit ist es weniger turbulent. Zusätzlich zur Routinearbeit müsste ich ein neues EDV-Buchungsprogramm einrichten, doch zur Lösung dieser Aufgabe fehlt mir die Konzentration. Alles bis auf Svens Befinden erscheint mir unwichtig.

Zunächst werde ich am Wochenende wieder nach München fliegen, um ihm nahe zu sein. Mein Flug ist bereits gebucht für Freitag, den 28. April. Die Rückreise werde ich antreten mit der letzten Maschine des arbeitsfreien 1.-Mai-Feiertages.

Spät erreiche ich die Klinik, werde dennoch unmittelbar zu Sven vorgelassen. Der sieht mich mit weit geöffneten Augen an, offenbar ohne jedes Erkennen. In seinem Hals steckt eine Kanüle. Warum? Zutiefst erschrocken suche ich den Oberarzt. Der klärt mich auf.

Auch der Bereich des Kehlkopfes sei von der linksseitigen Lähmung betroffen. Seit der zweiten Hirnblutung würde Sven deshalb künstlich beatmet, was jedoch nur für begrenzte Zeit möglich sei. Die Lähmung dauere voraussichtlich länger an, übersteige diesen Zeitraum mit Sicherheit.

Um so lange wie notwendig Raumluftatmung zu gewährleisten, wurde operativ eine Öffnung der Luftröhre (Tracheostoma) von außen vorgenommen mit Einbringung einer Trachealkanüle, gleichzeitig seien damit Luft- und Speiseröhre voneinander getrennt.

Sobald eine Rückbildung der Lähmungen es zulasse, werde die Trachealkanüle wieder entfernt, beruhigt mich der Oberarzt. Es bestehe auch kein Grund zur Beunruhigung darüber, dass Sven mich nicht erkennt, die Operation sei erst seit kurzer Zeit beendet, er stehe noch unter Narkose. Ich atme auf.

Erleichtert verabschiede ich mich mit den Worten, dass ich nicht noch einmal zu Sven gehen würde, ihn besser am morgigen Tag besuchen würde. Sollten wider Erwarten Komplikationen auftreten, sei ich jederzeit über mein Mobiltelefon zu erreichen, könne innerhalb weniger Minuten in der Klinik sein. Ich wohne wieder im gleichen, nahe gelegenen Hotel. Zum Glück erfolgt kein Anruf, während der Nacht bleibt alles ruhig.

Heute erkennt mich Sven zwar, scheint aber nicht zu begreifen, was mit ihm geschieht. Auf meine Rückfrage erfahre ich, dass seine Wahrnehmungen beeinträchtigt werden durch verschiedene Medikamente, die ihm mit der Sondennahrung zugeführt werden.

Welche das sind, möchte ich gar nicht wissen.

SONNTAG, 30. APRIL 2000

Wieder einmal ist ein Sonntag angebrochen, noch immer strahlt die Sonne mit unverminderter Stärke vom wolkenlosen Himmel. Schon am frühen Morgen harre ich geduldig an Svens Bett aus, hänge meinen Gedanken nach. An meine Anwesenheit haben sich inzwischen alle gewöhnt, ich verlasse meinen Platz nur dann, wenn irgendwelche Vorkommnisse auf der Intensivstation mich dazu zwingen.

Heute treten Maria, Boris und Peter ihre Rückreise nach Amerika an, dann wird hier ungewohnte Ruhe einkehren. Beunruhigt überlege ich, wie Sven das Alleinsein in fremder Umgebung ohne vertraute Personen verkraften wird. Rasch ignoriere ich meine Befürchtungen, noch ist es nicht so weit. Morgen, am 1.-Mai-Feiertag, werde ich noch einmal bei ihm sein können.

Viel, viel später werde ich von Sven erfahren, dass meine Sorge, er könne sich verlassen fühlen, völlig unnötig war. Wenige Ereignisse sind bis in sein Bewusstsein gedrungen, nur undeutlich erinnert er sich an Besuche, oft auch nicht an meine. Von manchen weiß er gar nichts.

Auch Norberts Anwesenheit hat er nicht wahrgenommen. Alle Aufregung war umsonst.

Früh am Morgen sind meine wenigen Sachen gepackt, wieder naht der Abschied. Im Klinikum steure ich zielsicher auf Schließfächer zu, verstaue meine Tasche. Die Möglichkeit der Gepäckaufbewahrung während des Krankenhausaufenthalts habe ich inzwischen sehr schätzen gelernt, fast in allen meinen Taschen bewahre ich zum Öffnen und Verschließen der Boxen griffbereit Münzen auf.

Heute werde ich auf dem Weg zu Sven gestoppt, bei einem anderen Patienten haben sich Komplikationen ergeben. Wie schon häufig gedulde ich mich, gedankenverloren vor der Klinik in der Sonne sitzend, bis ich Zutritt erhalte. Um mich abzulenken, greife ich zu meinem im Gegensatz zu früher unentbehrlich gewordenen Mobiltelefon. Noch niemals habe ich so häufig telefoniert wie in den Tagen, seitdem Svens Leben an einem seidenen Faden hängt.

Zuerst berichte ich der Familie hier im Umkreis von den Ereignissen, danach rufe ich in Berlin an. Ein Freund bietet sich an, mich bei meiner Rückkehr heute Abend vom Flughafen abzuholen. In der jetzigen Situation lerne ich wirkliche Freundschaft kennen, dankbar nehme ich den Vorschlag an.

Bei meinem erneuten Versuch, zu Sven vorzudringen, treffe ich auf den Oberarzt, nutze die Gelegenheit, um mich nach dem weiteren Verlauf zu erkundigen.

Das Ausmaß der Folgeschäden des Hirninfarkts sei zum jetzigen Zeitpunkt nicht abzusehen. Zunächst müsse sich das durch die Hirnblutung entstandene Hämatom zurückbilden, was in der Regel während eines Zeitraums von vier bis sechs Wochen geschieht, erst dann sei eine Analyse möglich.

Die Behandlung im Klinikum gelte als abgeschlossen, chirurgisch könne nichts mehr getan werden. Zur Wiedererlangung verlorener Körperfunktionen bedürfe es schnellstmöglicher Rehabilitationsmaßnahmen in einer dafür geeigneten Klinik. Je früher sie einsetzten, desto größer seien die Chancen auf Erfolg. Ich möchte erfahren, welche Rehabilitationsklinik Sven aufnehmen könnte.

Psychisch von Vorteil sei vermutlich die Unterbringung nahe unserer Wohnung, dagegen spreche der weite Transportweg. Zwischen beiden Möglichkeiten vermag ich nicht abzuwägen. Wir kommen überein, ich sollte Sven gleich selbst entscheiden lassen.

Das stellt sich schwieriger heraus als gedacht. Unendlich müde versucht er angestrengt meinen Ausführungen zu folgen, vergebens. Eine Wahl zu treffen ist er nicht in der Lage. Resigniert streichle ich ein letztes Mal sein schmal gewordenes Gesicht, verlasse bedrückt die Klinik.

Voll Unbehagen denke ich an den vor mir liegenden langen Weg zum Flughafen, stelle Überlegungen an, warum der ausgerechnet in Erding weit außerhalb Münchens gebaut wurde, noch dazu mit schlechter, zeitraubender Verkehrsanbindung.

Während der schier unendlichen Bahnfahrt meldet sich wie üblich mein schlechtes Gewissen darüber, dass ich Sven verlassen musste.

Der Kampf zurück

Meine Bürozeit beginnt stetig früher, meine Schlaflosigkeit hält an. Heute, am 2. Mai, bin ich seit 7.30 Uhr an meinem Arbeitsplatz, viel Unerledigtes wäre aufzuarbeiten. Aber es gelingt mir weiterhin nicht, mich auf meine Tätigkeit zu konzentrieren, daran trage nicht ich allein die Schuld. Unentwegt klingelt das Telefon, viele erkundigen sich nach Svens Befinden. Einige Anrufer kenne ich nicht, habe bislang nicht einmal ihre Namen gehört. Nur mit größter Beherrschung bin ich in der Lage, Auskünfte zu erteilen, häufig droht meine Stimme umzuschlagen in Weinen, immer wieder durchlebe ich die vergangenen Ereignisse. Wie soll ich dabei die Gedanken an Sven ausschalten? Einfach unmöglich.

Die Gespräche rufen in mir eine wachsende Unruhe hervor, die ich nur beenden kann, wenn ich in Großhadern anrufe. Jeden Tag, an dem ich nicht bei Sven bin, stelle ich voller Furcht die gleichen Fragen, jeden Tag erhalte ich gleich bleibende Antworten.

Zu meiner Überraschung heute nicht. Sven wird noch am gleichen Tage verlegt in die Neurologische Klinik in Bad Aibling. Verstört versuche ich die Nachricht zu verarbeiten, noch gestern konnte eine Entscheidung darüber nicht getroffen werden. Was ist geschehen, wer hat die Verantwortung übernommen? Wo liegt Bad Aibling? Was ist das für eine Klinik? Fragen über Fragen.

Informationen finde ich im Internet. Bad Aibling, ältestes Moorbad Bayerns, erstreckt sich in landschaftlich reizvoller Gegend im Voralpengebiet, etwa achtzig Kilometer von München entfernt. Über die Bundesautobahn (A8)

München–Salzburg ist der Kurort gut zu erreichen, ebenso mit der Bahn über die Bahnlinie München–Salzburg. Dort liegt auf einer Anhöhe mit Blick auf die oberbayerischen Berge die Neurologische Klinik. Sie ist beihilfefähig, kann von allen Krankenkassen, privaten Krankenversicherungen, gesetzlichen Unfallversicherungen und Rentenversicherungsträgern (BfA, LVA) belegt werden. Mit einer Kapazität von 217 Betten können Patienten mit neurologischen Erkrankungen, speziell Schlaganfällen und Schädel-Hirn-Traumen, aufgenommen werden. Zum Indikationsspektrum gehören auch neurologische Krankheitsbilder wie multiple Sklerose, Guillain-Barré-Syndrom, Morbus Parkinson und andere entzündliche Erkrankungen. Für Patienten mit Demenzerkrankungen, insbesondere vom Alzheimer-Typ und vaskuläre Demenz, wurde in Zusammenarbeit mit der Psychiatrischen Universitätsklinik der TU München ein separat gelegenes Therapiezentrum geschaffen.

Alle Schweregrade neurologischer Erkrankungen finden Aufnahme. Selbst Schwerstkranke, vegetativ instabile Patienten mit Störungen von Herzfunktionen, Kreislauf und Atmung können auf einer Intensivstation ständig überwacht, behandelt werden. So schnell wie möglich wird, sofern die Patienten nicht mehr beatmungspflichtig sind, mit der Frührehabilitation begonnen, selbst wenn noch Sondenernährung erforderlich sein sollte. Weiterführende Maßnahmen sollen schließlich eine teilstationäre oder ambulante Anschlussheilbehandlung ermöglichen.

Die enge Zusammenarbeit mit der Medizinischen Fakultät der Ludwig-Maximilians-Universität München gewährleistet, dass sich die Behandlungsformen auf dem jeweils neusten Stand der Wissenschaft befinden. In mehreren wissenschaftlichen Forschungsvorhaben werden die Behandlungsverfahren ständig weiterentwickelt

Ziel der Maßnahmen sind die weitestmögliche Wiedererlangung verloren gegangener Funktionen sowie die physische und psychische Bewältigung nicht mehr behebbarer Funktionsverluste. Dafür stehen Ärzte, Pflegetherapeuten, Neuropsychologen, Sprachtherapeuten, Physiotherapeuten, Masseure sowie medizinische Bademeister, Ergotherapeuten, Kunsttherapeuten, Sozialpädagogen zur Verfügung.

Meine Anspannung ebbt ab. Die Wahl wäre die richtige, bestünde nicht als schwierig zu überwindendes Hindernis die Entfernung, etwa siebenhundert Kilometer von Berlin bis Bad Aibling.

Ob unter diesem Gesichtspunkt ein dortiger Aufenthalt für Sven empfehlenswert wäre, versuche ich durch zahlreiche Telefonate zu klären. Schließlich schaltet sich einer der Sven in Berlin behandelnden Ärzte ein, meldet im Klinikum Großhadern Bedenken an und stoppt den Vorgang. Bevor über den Aufenthalt entschieden wird, will er zunächst hier in Berlin und Umgebung Behandlungsmöglichkeiten erkunden. Schon nach kurzer Zeit hat er zwei Kliniken, eine in Berlin (Berlin-Klinik), eine im nahen Umland (Brandenburg-Klinik in Wandlitz), ausfindig gemacht. In beiden wären Plätze frei, Optionen darauf sind erteilt. Nun wird er die Möglichkeiten mit dem Klinikum Großhadern erörtern.

Unentschlossen frage ich mich, welche Wahl die richtige wäre. Einfluss darauf habe ich nicht, warte ungeduldig auf einen Beschluss. Während unzählige Gedanken für und wider durch meinen Kopf geistern, erübrigen sich alle Grübeleien, Sven selbst hat sich nach eingehenden Beratungen mit den Ärzten für Bad Aibling entschieden. Sein Transport steht unmittelbar bevor. Einerseits bin ich enttäuscht, dass er nicht nach Hause möchte, andererseits auch erleichtert.

Erneut führe ich zahlreiche Telefonate, um alle Beteiligten vom Ergebnis zu unterrichten. Dann versuche ich bis in die späten Nachtstunden, irgendwie die liegen gebliebene Büroarbeit aufzuholen.

Am nächsten Tag trifft Sven in der Neurologischen Klinik Bad Aibling ein, wird dort auf der Intensivstation weiterbehandelt, unverändert beatmet und ernährt über eine Nasensonde. Gern würde ich selbst begutachten, wo und wie er untergebracht ist, doch das verbietet die Entfernung. Schon wieder telefoniere ich, diesmal mit guten Freunden, sie leben in einem Vorort Münchens. Sie werden ihn in Bad Aibling besuchen und mich beruhigen, so hoffe ich jedenfalls.

Die Berichte am nächsten Abend stimmen mich optimistisch. Wie herausgefunden, liegt die Klinik tatsächlich in wunderschöner Umgebung mit Blick auf die Schlierseer Berge und den Wendelstein.

Nun kann es nur noch aufwärts gehen, das Schlimmste scheint überstanden. Habe ich mich bislang täglich in Großhadern nach Svens Befinden erkundigt, so rufe ich nun jeden Morgen in Bad Aibling an bei wiederum gleichlautenden Antworten, keine Veränderungen seien eingetreten, es gehe ihm den Umständen entsprechend gut.

Anders jedoch die Auskunft am Freitag, dem 5. Mai, nach nur drei Tagen Aufenthalt. Sven reagiert nicht, sein Zustand hat sich erheblich verschlechtert. Seit dem Morgen ist er somnolent bis stuporös, entwickelt zeitweise eine Anisokorie mit links diskret weiterer Pupille. Als Ursache wurde ein zunehmender Flüssigkeitsstau in Hohlräumen des Gehirns bei Hydrocephalus malresorptivus ermittelt. Zur Behebung wird ein in der Klinik Bad Aibling nicht durchführbarer operativer Eingriff notwendig. Ein bereits angeforderter Rettungswagen wird Sven noch am heutigen Tage zurückbringen nach Großhadern.

Die ständigen Hiobsbotschaften ertrage ich nicht mehr. Nach Bewältigung schwierigster Umstände, der Hoffnung, dass entgegen allen Prognosen doch eine Zukunft für uns bestehe, nun dies. Ich wünschte, ich würde auf der Stelle tot vom Stuhl sinken, endlich befreit von aller Qual. Vergeblich, ich erfreue mich bester Gesundheit.

Widerstrebend telefoniere ich am späten Abend mit Svens Exfrau, um die Familie zu informieren. Ich muss mich beschäftigen, ablenken von meinen Gedanken. Schon lange wollte ich in Svens Sekretär Ordnung schaffen, jetzt habe ich dazu ausreichend Zeit und Gelegenheit. Ich rupfe den Inhalt aller Fächer heraus, bemerke mit Erstaunen, was Sven alles aufgehoben hat. Alte Büroklammern, vergilbte Zeitungsausschnitte, nicht mehr schreibende Kugelschreiber, Bleistiftstummel, unzählige Zettel. Schließlich stoße ich auf einen Stapel handschriftlicher Notizen. Und auf ein Testament. Warum hat Sven ein Testament verfasst? Hat er seine Krankheit erahnt? Fassungslos lese ich seine Verfügungen, ich hätte mir um meine Zukunft keine Sorgen zu machen brauchen. Alle Aufregung hierüber war genau so unnötig wie die über Norberts Besuch. Mehr kann ich heute nicht tun, ausgelaugt schleppe ich mich ins Bett, wälze mich lange Zeit unruhig hin und her, bis mich endlich der Schlaf für einige Stunden von meiner Verzweiflung erlöst.

Am Sonntagabend, es ist der 7. Mai, erfahre ich Einzelheiten. Sven scheint die Situation besser zu packen als ich. Zwar unendlich müde, doch voller Lebenswille, verkraftet er die Tatsache, dass er sich erneut im Klinikum Großhadern befindet.

8. BIS 13. MAI 2000

Die in der Klinik Bad Aibling getroffene Feststellung bewahrheitet sich durch eine CCT als zutreffend. Am Montag, dem 8. Mai, muss Sven eine erneute Operation über sich ergehen lassen.

Zur Behandlung der krankhaften Flüssigkeitsansammlung wird ein ventrikulo-peritonealer Shunt (künstliche Drainage) links mit nicht verstellbarem Codman-Medos-Mitteldruck-Ventil angelegt, um das überzählige Hirnwasser in den Bauchraum abzuleiten.

Aus dem siebenhundert Kilometer entfernten Berlin rufe ich nun wieder täglich in Großhadern an, um mich nach Sven zu erkundigen. Nach wie vor kosten mich die Telefonate große Überwindung, nach wie vor fürchte ich die Antworten.

Trotz der Shuntanlage bessert sich Svens Befinden nicht, er bleibt geplagt von starker Übelkeit mit häufigem Erbrechen, Anlass für eine computertomographische Kontrolluntersuchung des Schädels. Sie wird am 10. Mai vorgenommen, eine Erklärung findet sich nicht. Die Ventrikelweite zeigt sich annähernd normal, der Shunt links liegt regelrecht. Ein Anhalt für eine neuerliche Blutung oder Ischämie (Verminderung, Unterbrechung der Blutzufuhr eines Organs) besteht ebenfalls nicht. Sven wird am 11. Mai zurückverlegt in die Neurologische Klinik Bad Aibling.

Anrufe nun wieder in Bad Aibling. Erleichtert erfahre ich, dass Sven zum zweiten Mal auf der Intensivstation eingetroffen ist. Er hat die Fahrt im Rettungswagen bei spontaner Atmung von Raumluft über sein Tracheostoma gut überstanden, war beim Transport wach, dreifach orientiert.

Davon werde ich mich nun selbst überzeugen. Kurz entschlossen buche ich für Sonntag einen Flug nach München mit Bahnverbindungen bis nach Bad Aibling.

4:00 Uhr morgens, die Stadt schläft noch. Ein Blick in den wolkenlosen Himmel lässt erahnen, dass ein Traumsommertag anbricht. Noch umspielt angenehme Kühle meine Haut, ich besteige in der Morgendämmerung mein Auto, um zum Flughafen Berlin-Tegel zu fahren. Dort werde ich das Fahrzeug abstellen, um nach meiner Rückkehr noch am gleichen Abend damit in unsere Wohnung zurückzufahren. Während ich zum Flugsteig eile, blicke ich noch einmal zurück, präge mir Parkdeck und Parkbox gut ein.

Ich wähle einen Fensterplatz, kuschele mich in meinen Sitz und hänge meinen Gedanken nach. Unbemerkt verrinnt die Zeit, schon setzt die Maschine zur Landung an. Da ich ohne Gepäck reise, bleibt mir das lästige Warten in der Flughafenhalle erspart. Im Flughafengebäude folge ich den blauen Hinweispfeilen, erreiche ohne Mühe den Bahnsteig und halte Ausschau nach Ankunft des Zuges, der mich nach Holzkirchen bringen soll. Dort werde ich umsteigen in einen ICE mit Weiterfahrt bis Rosenheim, um mit einer Regionalbahn meinen Zielbahnhof Bad Aibling zu erreichen. Unruhig blättere ich immer wieder in den Tickets, die ich in der Hand halte, versuche mir die Anschlüsse einzuprägen.

Irritiert bemerke ich, dass mich ein Herr amüsiert beobachtet. Zu meiner Befreiung fährt der Zug ein, erleichtert verschanze ich mich in einem Abteil. Zu meinem Missbehagen setzt sich der Fremde zu mir, versucht trotz meiner offenkundigen Ablehnung sich mit mir zu unterhalten. Resigniert lasse ich seinen Redeschwall über mich ergehen, seine Lebensgeschichte interessiert mich nicht im mindesten. Dennoch muss ich erfahren, dass es sich bei meinem Gegenüber um einen waschechten Berliner handelt, den es an den Tegernsee verschlagen hat. Dort hätte er ein wunderschönes, idyllisch gelegenes Haus gekauft, in dem er mit seiner Mutter lebe. Gegen meine Absicht weckt er mit seiner hellen Begeisterung über seine Wahlheimat meine Aufmerksamkeit, ich beginne ihm zuzuhören. Sein Beruf als Fußballmanager zwinge ihn zum ständigen Pendeln zwischen Berlin und dem Tegernsee, lieber jedoch sei er ständig in Bayern. Obwohl er sich aus beruflichen Gründen heute eigentlich in Berlin aufhalten sollte, reise er – übrigens mit der gleichen Maschine wie ich – zu seiner Mutter, um den Muttertag mit ihr zu verbringen. Muttertag, das ist mir entgangen, genauso wie seine Anwesenheit im Flugzeug.

Schließlich stoppe ich den Redefluss, mein Gegenüber scheint auf dieser Strecke Reiseerfahrungen zu besitzen. Schon strecke ich ihm meine Tickets entgegen. Bereitwillig studiert er Anschlusszeiten und Umsteigebahnhöfe, schlägt eine Routenänderung vor.

Statt von Holzkirchen den ICE nach Rosenheim mit dortigem Umsteigen nach Bad Aibling zu nehmen, sollte ich von Holzkirchen mit dem Regionalzug auf direkter Strecke zu meinem Zielbahnhof fahren. Klingt für mich viel einfacher, den Rat werde ich befolgen.

Dann gebe ich meine Zurückhaltung auf, berichte schließlich über den Anlass meiner heutigen Reise. Bedauere, wegen der zeitraubenden, umständlichen Rückfahrt zum Flughafen nur für kurze Zeit in Bad Aibling verweilen zu können. Mein Gegenüber prüft die Tickets erneut, schüttelt den Kopf. Meinen Aufenthalt könnte ich um eine Stunde verlängern, versichert er, das Reisebüro habe sehr vorsichtig geplant, spätere Bahnverbindungen seien ausreichend.

In Holzkirchen steigen wir aus, kontrollieren die aushängenden Abfahrtzeiten und Gleisnummern, damit meine Rückfahrt tatsächlich gesichert ist. Die Zeiten zum Umsteigen sind knapp bemessen, ich werde mich sputen müssen. Unsere Wege führen uns nun in verschiedene Richtungen, ich bedanke mich für die Empfehlung. Das soll ich noch bereuen.

Der Regionalzug zuckelt gemütlich durch die Gegend. Zwar entfaltet sich vor meinen Augen eine wunderschöne Landschaft, doch schon bald schlägt meine Bewunderung um in Ungeduld, wir kommen viel zu langsam voran. Nach schier endloser Fahrt erreichen wir endlich Bad Aibling, außer mir steigt kein weiterer Fahrgast aus. Hilflos sehe ich mich um.

Zwar befinde ich mich auf dem Bahnhof, gleichzeitig auch auf der Straße, direkt vor einem Postamt. Entzückt meine ich, in eine Bilderbuchlandschaft geraten zu sein. Während ich darüber nachdenke, wie ich von hier zur Neurologischen Klinik gelangen könnte, fährt unvermutet ein Taxi vor. Noch bevor ich mein Ziel genannt habe, erklärt mir der Taxifahrer, der heutige Tag müsse mein Glückstag sein. Normalerweise gelinge es kaum, in Bad Aibling eine Taxe zu bekommen. Anlass für mich, sofort eine Zeit zu verabreden, zu der er mich von der Klinik wieder abholen und zum Bahnhof zurückbringen soll.

Während der Fahrt gewinne ich erste Eindrücke von Bad Aibling. Idyllisch erscheint mir der Ort, malerisch die sich aneinander fügenden Häuschen, erquickend das frische Grün der Bäume. Nach einer Kurve überqueren wir eine Holzbrücke, schon bald steigt die Straße steil an. Plötzlich bietet sich mir unter strahlend blauem Himmel das atemberaubende, weite Panorama der Voralpen. Der faszinierende Anblick lässt mich für kurze Zeit den Anlass meiner Reise vergessen. Weitere Zeit zur Bewunderung bleibt nicht, schon haben wir das Ziel erreicht. In die Landschaft integriert erstreckt sich ein aus drei Etagen bestehender heller, moderner Rundbau, die Neurologische Klinik Bad Aibling.

Neugierig studiere ich das Äußere. Welch krasser Unterschied klafft zwischen diesem Anblick und dem klotzigen, tristen Klinikumbau in Großhadern. Vor allen Zimmern befinden sich Balkone, Außenrollos schützen gegen Sonneneinstrahlung. Drei überdimensionierte gelbe Sonnenschirme, wenige Meter vom Haupteingang entfernt, ziehen meine Aufmerksamkeit auf sich. Darunter mischen sich Patienten in Rollstühlen mit Besuchern. Auf aluminiumfarbenen runden Tischen warten Eisbecher, Kuchen, Getränke auf Verzehr. Ich drehe mich mit dem Rücken zum Eingang, erblicke das traumhafte Bergpanorama, das ich schon während der Taxifahrt bewundern konnte. Mein Blick schweift weiter, umfasst die nahe Umgebung, Wald, Wiesen, blühende Sträucher. Tief sauge ich die würzige Luft ein, lausche dem Vogelgezwitscher. Das hier ist die richtige Wahl, wenn Sven hier nicht gesund wird, dann nirgendwo.

Mit diesen Gedanken frage ich mich durch zur im obersten Stockwerk gelegenen Intensivstation, die wie im Klinikum Großhadern unterteilt ist zur Behandlung von Schwerstfällen und leichteren. Sven befindet sich in dem Trakt der Schwerstbetroffenen in einem Bett, von dem er einen direkten Blick auf das beeindruckende Bergpanorama hätte, wenn er den Kopf zur Seite drehen würde. Erstmals trägt er kein scheußliches weißes Kliniknachthemd, sondern eins in freundlichen Farben mit blauen Ornamenten.

Doch alles Positive täuscht nicht hinweg über die Schwere seiner Erkrankung. Er muss weiterhin intravenös ernährt werden, weiterhin steckt die postinterventionell angelegte Trachealkanüle zum Öffnen der Luftröhre in seinem Hals. Dünne Plastikschläuche werden zum Absaugen des Schleims in die Kanüle geschoben, dabei entsteht ein hässliches, röchelndes Geräusch, bei dem sich mir der Magen umdreht. Ängstlich beobachte ich Svens Gesicht, doch der verzieht keine Miene. Besorgt erkundige ich mich, ob er Schmerzen verspüre, was er mit Kopfschütteln verneint.

Dann will er mir etwas mitteilen. Wie in Großhadern greifen wir zur Verständigung zu Block und Filzschreiber. Was er aufschreibt, ist gut lesbar, ganz im Gegensatz zu

Großhadern, da war sein Gekritzel häufig kaum zu entziffern und nur durch Hinterfragen zu interpretieren. Zwei Ärzte stehen mit uns am Bett, diskutieren in Svens Anwesenheit dessen Gesundheitszustand. Wieder eine Veränderung, in Großhadern fanden derartige Gespräche unter Ausschluss des Patienten statt.

Zum ersten Mal erhält Sven Aufschluss über seine Krankheit. Die größte Gefahr nach Auftreten eines Hirninfarkts besteht während der ersten drei Tage, als weitere Karenzzeit gelten die folgenden etwa drei Wochen, erst danach kann das Ereignis als überlebt angesehen werden. Im Falle einer Hirnblutung stellt sich die Lage weitaus dramatischer dar, sie endet in der Regel innerhalb kürzester Zeit tödlich.

Mir scheint, ich hörte die Stimme des Arztes, der Svens Transport von Dachau nach Großhadern veranlasste. Die Aussicht, dass Sven den Transport im Rettungswagen überlebt, sei sehr gering. Das wollte ich nicht glauben. Welch ein Glück, Sven entgegen allen Befürchtungen nun hier in Bad Aibling zu wissen.

Ob die Ausführungen oder der Schreck Anlass für seine abrupte Müdigkeit sind, kann ich nicht beurteilen. Seine Augen fallen immer wieder zu, obwohl er sich bemüht, sie offen zu halten. Leise schleiche ich aus dem Zimmer, benutze den Fahrstuhl ins Erdgeschoss.

Die Cafeteria ist gut besucht, unter den großen Sonnenschirmen, die ich bei meiner Ankunft als besonders anheimelnd empfunden habe, entdecke ich kaum ein freies Plätzchen. Überrascht betrachte ich ein in der hinteren Ecke der Terrasse aufgestelltes Klavier, auf dem ein alter Mann mit wettergegerbtem, braun gebranntem Gesicht fröhliche Melodien spielt. Ich schließe die Augen, mein Herz ist befreit von Angst. Ich bin fest überzeugt, nun werden wir es packen.

Nach zwei Stunden stehe ich wieder an Svens Bett. Schweren Herzens bringe ich ihm bei, dass ich mich schon in kurzer Zeit auf den Rückweg begeben muss, um mein Flugzeug nach Hause zu erreichen. Trotz seiner noch immer bestehenden Schläfrigkeit möchte er mich überhaupt nicht weglassen, bis ich mich schließlich mit dem Versprechen losreiße, ihn während seines Aufenthalts hier regelmäßig im Abstand von etwa vierzehn Tagen zu besuchen. Dann werde ich einige Zeit bleiben. Vor meiner Abreise werde ich mich nach einer in der Nähe befindlichen Unterkunft erkundigen.

Mit einem Lächeln über diese Aussichten gibt sich Sven zufrieden, zuversichtlich verabschieden wir uns voneinander. Mein Taxi wartet bereits vor der Klinik, bringt mich zum Bahnhof Bad Aibling. Kein Regionalzug in Sicht, immer wieder sehe ich auf die Uhr. Ein ungutes Gefühl beschleicht mich, die Zeit wird sehr knapp.

Mein Gefühl erweist sich als richtig, der Bummelzug braucht zu lange. Auf dem Umsteigebahnhof angekommen, sehe ich meinen Zug gerade davonfahren, muss mich zwanzig Minuten auf den nächsten gedulden. Wider Erwarten reicht die Zeit, ich komme rechtzeitig auf dem Flughafen an. Noch kenne ich mich nicht aus, suche hilflos den richtigen Flugsteig. Die Wege auf dem Flughafen erscheinen mir wesentlich länger als bei meiner morgendlichen Ankunft. Wesentliche Zeit verrinnt, bis ich endlich den richtigen Abflugschalter gefunden habe. Doch davor warten mehrere Kunden. Ich haste zum nächsten. Umsonst, hier wird ein Azubi angelernt. Rasch zum letzten. Nicht besetzt, also erneut zurück zum ersten. Wieder Wartezeit, endlich bin ich an der Reihe.

Zu spät, das Flugzeug wurde bereits von der Anzeigetafel gelöscht, der Flug ist eingecheckt und geschlossen, ich kann nicht mehr mit. Alles Bitten und Betteln hilft nicht, auch nicht die Tatsache, dass ich kein Gepäck mitführe. Zu meinem Schrecken muss ich dann noch erfahren, dass diese Maschine für heute die letzte nach Berlin war, erst morgen gebe es die Möglichkeit eines Rückfluges. Unfreundlich wird mir auf mein Drängen schließlich eine andere Fluggesellschaft genannt, die den Letztflug nach Berlin durchführt. Dort brauchte ich es allerdings nicht zu versuchen, die Maschine sei bereits aus- und überbucht.

Ich höre gar nicht mehr zu, renne los, ergattere tatsächlich einen Platz auf der Warteliste. Mit meinem neuen Flugticket in der Hand hocke ich atemlos und genervt in der Wartehalle, starre hinaus in einen inzwischen längst dunklen Himmel, betrachte hell strahlende Sterne, eine schmale Mondsichel.

Ich verwünsche mein morgendliches Gegenüber, den langsamen Bummelzug, das Flughafenpersonal. Wider Erwarten erhalte ich einen Platz, werde doch noch heute in Berlin landen. Bei einem Glas Wein sehe ich das Unternehmen inzwischen gelassen an, schließlich bin ich gerade noch einmal an der Katastrophe vorbeigeschrammt, ein gutes Omen für alles, was die Zukunft für uns bereithält.

Dann irre ich in stockfinsterer Nacht auf dem Parkgelände des Flughafens Berlin-Tegel umher, alle morgendlichen Einprägungen helfen mir nicht, ich kann kaum etwas erkennen. Schließlich finde ich nach langer Sucherei endlich mein Auto, das heutige Abenteuer hat ein Ende.

15. BIS 26. MAI 2000

Nun bin ich wieder zu Hause, hier werde ich zwei Wochen bleiben. Die Tage sind ausgefüllt mit Büroarbeiten vom sehr frühen Morgen bis in die späten Abendstunden. Bin ich dann in unserer Wohnung, betätige ich mich so lange, bis ich todmüde ins Bett falle und vor Erschöpfung unmittelbar einschlafe. Täglich erkundige ich mich telefonisch in Bad Aibling nach Svens Befinden.

Hin und wieder wird ihm, wie schon in Großhadern, ein mobiles Telefon gereicht, über das ich ihm Neuigkeiten aus Berlin berichte. Ich weiß nicht, ob er überhaupt begreifen kann, was ich ihm erzähle, hoffe aber, dass zumindest meine Stimme seine Kräfte mobilisiert.

Während der Zeit, bis ich wieder zu ihm reise, besuchen ihn an unterschiedlichen Tagen treue Freunde, auch seine Stiefschwester Gudrun aus München. Die Verabredungen koordiniere ich aus Berlin, warte nervös auf Schilderungen darüber, wie es um Sven bestellt ist.

Neben unveränderten Berichten erhalte ich unvermutet eine großartige Neuigkeit. Seit dem 22. Mai lässt sich eine leichte Beweglichkeit des linken Beines feststellen. Keine Veränderung hingegen gibt es bezüglich der Sondenernährung, weiterhin angelegt verbleibt auch die Trachealkanüle, die eine verbale Kommunikation ausschließt. Erheblich beunruhigt frage ich mich immer wieder, ob Sven sprechen könnte, wenn die Kanüle entfernt wäre. Die Ärzte meinen zwar, das gelänge ohne Schwierigkeiten, doch dem misstraue ich.

Am 25. Mai wird Sven verlegt auf eine Normalstation. Endlich, tiefes Aufatmen, ein weiterer Schritt ist bewältigt. Rasch ist die Zeit vergangen, in nur drei Tagen fliege ich erneut zu ihm, dann kann ich mich selbst von seinen Fortschritten überzeugen. Ich werde ihn in der ersten Etage auf der Station 12, Zimmer 6, antreffen.

Am Freitag, dem 26. Mai, schließe ich ungewohnt früh mein Büro. Endlich kann ich wieder für Sven einkaufen, für anstehende Rehabilitationsmaßnahmen wird Sportbekleidung gebraucht. Mit großer Freude packe ich meinen kleinen Koffer für eine Woche Aufenthalt in Bad Aibling.

Die Dämmerung bricht herein, eine vorbestellte Taxe bringt mich zum Flughafen. Trotz meiner Freude, Sven heute wiedersehen zu können, fühle ich mich müde und zerschlagen. Ich habe kaum ein Auge zugedrückt, aus Sorge, nicht rechtzeitig aufzuwachen. Total überflüssig, denn sicherheitshalber beauftrage ich vor Antritt jeder Reise den telefonischen Weckdienst. Diese Vorsorge ist genauso unnötig, schon lange vorher liege ich wach im Bett und warte darauf, dass das Telefon klingelt.

Überrascht treffe ich in der Flugabfertigungshalle den Verursacher des Debakels meiner letzten Flugreise. Wir begrüßen uns wie alte Bekannte, sofort bringe ich meine Beschwerde über seinen schlechten Rat vor, doch heute kann ich schon wieder darüber lachen. In lebhafte Gespräche vertieft vergeht die Reisezeit rasch. Zu meinem Glück schleppt mein zufälliger Begleiter beim Umsteigen meinen schweren Koffer, bis er ihn schließlich auf dem Bahnhof Holzminden auf dem Anschlussgleis nach Bad Aibling abstellt. Das Gepäckstück muss ich nur noch einmal in und wieder aus dem Zug wuchten, ein Glücksumstand.

Kein Glück jedoch habe ich jetzt hier in Bad Aibling, weit und breit kann ich keine Taxe entdecken. Ich durchwühle meine Tasche, wo steckt die Visitenkarte des Taxifahrers, der mich vor 14 Tagen gefahren hat? Unauffindbar, ratlos laufe ich auf und ab in der Hoffnung, wenigstens ein Pendelbus würde sich nähern. Unvermutet stoppt ein kleiner roter Pkw, ein älterer Herr erkundigt sich freundlich, ob er helfen könne. Gerettet! Uneigennützig bringt er mich zum Ernst-Hof, eine Familienpension, in die ich mich für eine Woche eingemietet habe.

Der Ernst-Hof entpuppt sich als eine gemütliche, typisch bayerische Pension, nur wenige Minuten Fußweg von der

Neurologischen Klinik entfernt. Herzlich werde ich aufgenommen, wohne in einem Mansardenzimmer direkt unter dem Dach mit Blick zur Klinik. Im Laufe der Zeit soll ich in diesem Haus fast alle Zimmer kennen lernen.

Schnell ist mein Koffer ausgepackt, die für Sven bestimmten Sachen verschwinden in einer großen Schultertasche, sofort mache ich mich auf den Weg. Wie werde ich ihn diesmal vorfinden?

Svens Augen strahlen vor Freude, als ich die Tür öffne. Sofort verlangt er einen Block und Filzschreiber. Als Erstes schreibt er mit spitzbübischer Miene, er könne sein linkes Bein anziehen. Weiter kommt er nicht, mit unsäglicher Freude umarme ich ihn stürmisch, endlich scheinen sich meine Hoffnungen zu erfüllen. Ich bitte um einen sofortigen optischen Beweis, beobachte fasziniert, wie sich das Bein im Zeitlupentempo bewegt, dann gleitet es auf dem Laken zurück. Es gelingt ihm nicht, den Fuß flach aufzusetzen, nur mit meiner Unterstützung bleibt er angestellt. Dennoch, der Anfang ist geschafft.

Jetzt sehe ich mich erst einmal um. Sven ist in einem hellen Zweibettzimmer mit Ausblick zum Wald untergebracht. Schade, die Bergkette ist von diesem Standort nicht zu sehen. Sein Mitbewohner, ein junger Mann namens Nils, hat bei einem Skiunfall eine äußerlich nicht sichtbare Schädelverletzung erlitten. Ich bleibe heute den ganzen Tag bei Sven, esse eine Kleinigkeit in der mir inzwischen vertrauten Cafeteria. Wohlig lasse ich mich von der ungetrübten Sonne wärmen. Leider sollen das vorerst die letzten Sonnenstrahlen sein.

Als ich am nächsten Morgen aufwache, prasselt Regen an mein Mansardenfenster. Rasch mache ich mich auf den Weg zur Klinik, Wichtiges ist heute zu erledigen. Zuerst melde ich beim Klinikempfang ein Telefon an, das geht problemlos, innerhalb kurzer Zeit ist der Apparat freigeschaltet. Zwar kann Sven nicht sprechen, jedoch zuhören. Künftig werde ich nicht mehr das Klinikpersonal bemühen müssen, wenn ich ihm letzte Meldungen aus Berlin mitteilen will.

Der nächste Weg führt mich in die Klinikverwaltung, dort wird von mir die Unterschrift einer Pflegschaft erbeten, was immer das bedeuten mag. Ich erfahre, dass es sich um einen Behandlungsvertrag zwischen Patienten und der Neurologischen Klinik handelt, in dem anfallende Kosten geregelt sind. Da Sven derzeit außer Stande ist, einen Vertrag zu schließen, erledige ich dies in Vertretung. Nicht ganz ordnungsgemäß, weil ich keine schriftliche Vollmacht habe. Wie sollten wir jemals ahnen, dass ich eine solche benötigen würde. Unsere Pläne waren ganz andere, hätten sich durch eine Heirat erledigt. Hätten!

Nachdem alle Formalitäten erledigt sind, begebe ich mich unverzüglich zu Sven zurück. Wieder strahlen seine Augen, er verlangt drängend nach seinem Block, schreibt zügig ohne Pause auf, was ihn bewegt. Er könne besser schlucken, das lese ich zuerst. Na bitte, ein weiterer kleiner Schritt vorwärts. Dann wünscht er, ich möge mich im Schwesternzimmer vorstellen. Lächelnd streichle ich zärtlich sein Gesicht, das hätte ich auch ohne Aufforderung getan.

Im gegenüberliegenden Stationsschwesternzimmer finde ich auf Anhieb guten Kontakt. Später wird daraus folgen, dass ich fast zum Klinikpersonal gehören soll. Vorerst erfahre ich, welche Maßnahmen zur Rückbildung der neurologischen Defizite geplant sind. Dann wird begutachtet, was ich mitgebracht habe.

Die neue Sportbekleidung ist als zweckentsprechend zu akzeptieren, die Sportschuhe allerdings stellen sich als untauglich heraus. Zwar erfüllen sie das Kriterium einer standfesten Sohle, sie sind jedoch mit Schnürsenkeln zu verschließen. Das halte ich für normal, habe nicht bedacht, dass das Anziehen Probleme bereiten könnte. Ich werde mir stets bewusst machen müssen, dass Sven infolge der linksseitigen Lähmung vollständig auf fremde Hilfe angewiesen ist. Schuhe mit Klettverschlüssen müssten beschafft werden.

Sogleich mache mich auf den Weg nach Bad Aibling, dessen Ortsmittelpunkt ich nach halbstündigem Fußweg erreiche. Inzwischen prasselt der Regen unaufhörlich vom Himmel, ich brauche dringend einen großen Regenschirm. Nicht nur den, mit Einsetzen des Regens hat ein Temperatursturz stattgefunden, mir ist schrecklich kalt. Nach der anhaltend schönen Wetterperiode habe ich keine warme Bekleidung eingepackt. Also kaufe ich auch eine dicke Strickjacke, die ich sofort anziehe. Nun bin ich für weitere Unternehmungen gerüstet.

Schon entdecke ich ein Schuhgeschäft, werden hier wohl Schuhe mit Klettverschluss, zudem in Größe 46, angeboten? Tatsächlich bekomme ich auf Anhieb, was ich suche. Auf dem Rückweg zur Klinik komme ich an einem weiteren Schuhgeschäft vorbei, in der Auslage ebenfalls Schuhe mit Klettverschlüssen. Auch hier ist die passende Größe vorhanden, der Ort ist auf die vielen Patienten in den umliegenden Krankenanstalten eingestellt. Zum Anprobieren nehme ich, ohne eine Anzahlung zu leisten, ein weiteres Paar mit, lediglich mein Name wird notiert, nicht jedoch meine Adresse. Zum wiederholten Mal überraschen mich Menschen mit ihrem Vertrauen und ihrer Freundlichkeit, welch anderes Verhalten als in der Großstadt Berlin.

Mit unzähligen Paketen beladen mache ich mich auf den Rückweg, versuche vergeblich, gleichzeitig meinen neuen Regenschirm zu halten. Schließlich gebe ich auf, klappe ihn zu, bin sowieso ziemlich durchnässt. Triefend erreiche ich die Neurologische Klinik. Ohne Rücksicht auf meine tropfenden Haare werden mit Hilfe einer Krankenschwester unter erheblichen Schwierigkeiten die erstandenen Schuhe probiert, die nicht angezahlten werde ich zurückbringen müssen, sie passen nicht. Mit Schrecken denke ich daran, den Weg noch einmal zurücklegen zu müssen. Vielleicht lässt der Regen etwas nach, noch sieht es nicht danach aus. Sven ist durch die Aufregung über meinen Besuch sehr müde. Rasch verabschiede ich mich ohne jede Traurigkeit, denn in kurzer Zeit werden wir uns wiedersehen.

Im Ernst-Hof angekommen, stürze ich sofort unter die Dusche, lasse so lange heißes Wasser auf mich herabprasseln, bis meine Haut rot leuchtet wie ein Krebs. Danach verpacke ich mich in meiner wärmsten Bekleidung, mache mich zum zweiten Mal am heutigen Tag zu Fuß auf den Weg in den Ort. Problemlos werden die entliehenen Schuhe zurückgenommen, bei der Gelegenheit erstehe ich für mich zwei Paar mit festen Sohlen, dazu dicke Kniestrümpfe. Ganz sicher werde ich darin in Berlin nicht rumlaufen, jetzt jedoch ziehe ich ein Paar sofort an, völlig unwichtig, wie das aussieht. Mit trocknen, warmen Füßen erreiche ich die Klinik, verbringe dort den restlichen Tag, der nicht ohne weitere Aufregung verläuft.

Svens Zimmernachbar stößt überraschend zusammenhanglose, wirre Sätze aus, wirft sich mit unkontrollierten Bewegungen von einer Seite auf die andere, stürzt, bevor ich eingreifen kann, mit einem dumpfen Laut aus dem Bett, bleibt reglos auf dem Boden liegen. Erschrocken klingele ich nach Hilfe, vergebens. Ich stürze ins Schwesternzimmer. Sofort sind mehrere Pfleger zur Stelle, vorsichtig heben sie Nils ins Bett zurück. Schon trifft auch ein Arzt ein, der den Gesundheitszustand kontrolliert, zum Glück scheint alles in Ordnung zu sein. Abschließend werden an Nils Bett zu beiden Seiten Gitter angebracht, die Gefahr ist gebannt.

Die Unruhe erinnert mich daran, mich nach einem Einzelzimmer für Sven zu erkundigen. Bereits vor vielen Jahren hat er in weiser Voraussicht neben seiner gesetzlichen Krankenversicherung eine Zusatzversicherung abgeschlossen, von der er glaubte, dass er sie nie würde in Anspruch nehmen müssen. Jetzt versetzt uns der Abschluss in die Lage, Sonderleistungen in Anspruch zu nehmen, deren Mehrkosten übernommen werden.

Auf der Station sind lediglich zwei Einzelzimmer vorhanden, beide belegt. Sollte eins frei werden, könnte Sven umziehen.

In den nächsten Tagen hält der Regen unvermindert an, zudem sind die Temperaturen weiter gesunken. Da ich mich fast ausschließlich bei Sven in der Klinik aufhalte, ertrage ich das Wetter mit Gleichmut. Svens Gesundheitszustand bleibt ziemlich unverändert, erstmals erkenne ich, wie hilflos er ist, selbst seine Lage im Bett kann er nur mit Hilfe einer Pflegekraft verändern. Ich bewundere unendlich, mit welchem Mut er sein Schicksal bewältigt.

Am heutigen Donnerstag, dem 1. Juni, lässt sich endlich die Sonne blicken. Bei meiner Ankunft in der Klinik begutachte ich freudig einen vor Svens Zimmertür deponierten Rollstuhl, dessen Beschaffung einige Schwierigkeiten bereitet hat. Alle vorhandenen Typen erwiesen sich als ungeeignet, Sven ist mit 1,95 m zu lang. Dieses Exemplar wurde eigens für ihn in der im Untergeschoss der Klinik befindlichen Werkstatt zusammengebaut und wartet nun auf Benutzung.

Bei dem heutigen schönen Wetter werde ich Sven zeigen, wo er sich befindet, er kennt bislang nur sein Zimmer. Rund um die Klinik erstrecken sich asphaltierte, speziell für Rollstuhlfahrten geeignete Wege, die teilweise quer durch eine weiträumige Wiese mit angrenzendem Wald führen.

Das Unternehmen beginnt. Pflegepersonal hievt Sven vom Bett in den Rollstuhl. Um seinen linken Arm deponieren zu können, wird eine Platte eingehängt, darauf zur Erhöhung ein Kissen platziert. Später, wenn sich sein Gesundheitszustand stabilisiert hat, kann er sich im Rollstuhl allein durch die Klinik bewegen, im Haus öffnen sich die Türen bei Annäherung automatisch, ein rollstuhlgerecht ausgerichteter Fahrstuhl ermöglicht problemlos das Erreichen aller Etagen.

Bis dieses Ziel erreicht ist, liegt noch ein langer Weg vor Sven. Vorerst manövriere ich den Rollstuhl, wir begeben uns unter einen Sonnenschirm in der Cafeteria. Dort verweilen wir, meine vorgesehene Ausfahrt verbietet sich deshalb, weil Sven zum Schutz gegen die Sonne ein Cap aufsetzen sollte, das er jedoch nicht hat. Gleich morgen werde ich im Ort danach suchen, damit wir während meines jetzigen Aufenthalts Gelegenheit zu einer Ausfahrt haben. Ich möchte ihm brennend gern zeigen, in welch wunderschöner Landschaft er sich befindet.

Der Kauf erübrigt sich zunächst wegen bevorstehender Ereignisse, von denen wir noch nichts ahnen. Bei unserer Rückkehr aus der Cafeteria erfahren wir, dass das direkt neben seinem derzeitigen Zimmer Nr. 6 gelegene Einzelzimmer Nr. 8 morgen frei wird, dorthin kann er umziehen.

Freitag, der 2. Juni 2000, entwickelt sich zu einem turbulenten Tag. Frühmorgens schon wusele ich durch die Klinik, transportiere Gegenstände von einem Zimmer ins andere, lasse das Telefon umlegen. Geschafft, der Wechsel ist erfolgreich beendet.

Während eine Krankenschwester die Nahrung über Svens Bett neu befestigt, bemerke ich überrascht, wie er seinen linken Arm leicht anhebt. Begeistert berichte ich ihr von meiner Entdeckung. Sie meint, auch die Zungenlähmung habe sich ein wenig zurückgebildet.

Wie um den Hoffnungsschimmer im Keim zu ersticken, wird Sven von einem seiner häufigen Hustenanfälle geplagt, unter denen ich mehr leide als er. Dicker, übel riechender Schleim sickert aus der Halskanüle, den die Krankenschwester über lange Schläuche, die in die Kanüle geschoben wer-

den, absaugt. Gleichzeitig wird die Kanüle für kurze Zeit entfernt und gesäubert, danach wieder eingesetzt.

Die Hustenreize werden verstärkt durch die Nasensonde,
über die Sven seit dem 18. April ernährt wird. Um den Hei-
lungsprozess zu verbessern, hat der Chefarzt bei der morgendlichen Visite entschieden, die Sonde von der Nase in
den Bauch zu verlegen. Ein ungefährlicher, leichter Eingriff,
der heute in der Mittagszeit durchgeführt wird. Danach ist
für einen Tag Bettruhe verordnet, einen Rollstuhlausflug
können wir nicht mehr unternehmen.

Während der Zeit des Eingriffs erkunde ich in Muße den
Ort, spaziere unbesorgt durch den Kurpark, entdecke Ten-
nisplätze mit unmittelbarem Blick auf die Berge, hier würde
ich gern einmal spielen. Mich auf einer Bank in der Sonne
wärmend, blinzle ich versonnen auf einen von üppigem
Grün umwucherten Teich, in dessen Mitte ein in Seerosen
eingebetteter Brunnen sprudelt. Abschließend bummle ich
durch den Ortskern und dessen Geschäfte, kaufe für meinen
nächsten Besuch für Sven ein Cap, mache mich schließlich
auf den Rückweg.

Sven hat den Eingriff komplikationslos und schmerzfrei
überstanden. Dadurch, dass die Sonde aus der Nase entfernt
und in die Bauchdecke verlegt wurde, gewinne ich den optischen Eindruck, eine Besserung sei eingetreten, natürlich
ein Trugschluss. Am Abend verlasse ich wie an jedem Tag
gegen 20 Uhr die Klinik.

Am nächsten Morgen strahlt die Sonne noch einmal vom
Himmel, die Wetterprognosen verheißen jedoch nichts
Gutes. Den heutigen schönen Tag werden wir wegen der gestrigen Sondenoperation dennoch in der Klinik verbringen
müssen, für Sven ist strenge Bettruhe angeordnet. Bewegungslos liegt er in seinem Bett, verspürt nun doch leichte
Schmerzen, kämpft wie so häufig gegen Müdigkeit an.

Ich lasse ihn noch ein wenig schlafen, begebe mich währenddessen im Hinblick auf meine baldige Abreise in die ein Stockwerk tiefer gelegene EDV-Abteilung. Die Klinik bietet Patienten als Therapiemaßnahme die Entleihung eines Laptops, dessen Tastaturbedienung die Beweglichkeit der Arme und Hände trainieren soll. Durch Installieren eines E-Mail Anschlusses werden Kontakte mit der Welt außerhalb der Klinik möglich, EDV-Spezialisten helfen bei der Programmeinrichtung. Zur Herstellung der Telefonverbindung ist die Beschaffung eines Modems notwendig, das werde ich kaufen und bei meinem nächsten Besuch aus Berlin mitbringen. Damit eröffnet sich uns die Gelegenheit, immer miteinander kommunizieren zu können. Auf diese Weise werden wir die Zeiten unserer räumlichen Trennung überbrücken.

Froh berichte ich Sven von den sich uns eröffnenden Perspektiven, doch er bleibt ziemlich teilnahmslos. Als ich ihm Block und Filzer reiche, weil ich seine Gedanken erfahren möchte, schüttelt er missbilligend den Kopf. Schließlich breche ich früher auf als gewöhnlich, genieße die frische, noch immer warme Luft, setze mich im Ernst-Hof zu anderen Gästen, verbringe in lebhafter Unterhaltung einige Stunden. Die Abwechslung tut mir gut, entspannt blicke ich in den sternenklaren Himmel, das Wetter hat gehalten, die Regenvoraussagen sind ausgeblieben.

Mit Sonntag, dem 4. Juni, ist der Tag meiner Rückreise herangerückt. Ein letztes Mal gehe ich die mir inzwischen vertrauten Wege zur Klinik. Heute sind die Nachwirkungen der Sondenverlegung überstanden, noch einmal möchte ich mit Sven das Innere der Klinik verlassen. Pflegepersonal setzt ihn erneut in den Rollstuhl, die Nahrung, die üblicherweise an einer Vorrichtung neben seinem Bett hängt, wird abgenommen und am Rollstuhl befestigt. Mit der Ermahnung, wegen der Halskanüle und der damit offenen Wunde sollten wir das Klinikgelände nicht verlassen, werden wir verabschiedet.

Daran werde ich mich nicht halten. Bevor ich abreise, will ich Sven zeigen, wo ich wohne. Dazu muss ich vom asphaltierten Pfad auf dem Klinikgelände abbiegen in ein Waldstück, das zur Straße führt. Schon nach wenigen Metern müssen wir umkehren, der Boden ist mit dem Rollstuhl unbefahrbar. Mit großer Mühe schiebe ich den Rollstuhl auf dem zur Klinik ansteigenden Weg zurück. Seltsam, die Steigung habe ich bislang überhaupt nicht bemerkt, obwohl ich jeden Tag zweimal hier entlanggehe. Ich werde noch viel lernen müssen. Wir sind nun bereits eine Stunde unterwegs, Sven scheint es nicht gut zu gehen, bestimmt hat ihm das Gerüttel des Rollstuhls geschadet. Könnte er nur sprechen, das würde vieles wesentlich erleichtern. Vielleicht beim nächsten Mal, wenn ich wiederkomme.

Wieder einmal ist die Stunde des Abschieds herangerückt, um 16 Uhr verlasse ich niedergeschlagen die Klinik. Der vorausgesagte Regen kündigt sich an, vom stockdunklen Himmel grollt und blitzt es. Kaum habe ich den Ernst-Hof erreicht, bricht mit Getöse ein Gewitter los, es gießt wie aus Kannen. Unmöglich, mit meinem Koffer trockenen Fußes zum Bahnhof zu gelangen. Zu meiner großen Erleichterung fährt mich der Besitzersohn mit seinem Pkw direkt zum Bahnhof Rosenheim. Von dort bringt mich der ICE nach München, wenige Minuten bleiben zum Umsteigen in die S-Bahn zum Flughafen. Diesmal erreiche ich alle Anschlüsse rechtzeitig.

5. BIS 16. JUNI 2000

Weil Sven nicht sprechen kann, haben wir zu unserer telefonischen Verständigung ein System ausgeklügelt, das ich am Morgen nach meiner Rückkehr in Berlin ausprobieren will. Erstmals weiß ich den Apparat direkt neben ihm auf dem

Nachttisch, rufe schon zu früher Stunde an, nun störe ich niemanden. Das Experiment gelingt problemlos. Möchte ich eine Antwort erhalten, klopft er bei Bejahung mit einem Kugelschreiber gegen das Gittergestell seines Bettes, Stille bedeutet Verneinung. Manchmal fällt seine Meldung nicht wie erwartet aus, dann formuliere ich Fragen um, weil ich vermute, mich unklar ausgedrückt zu haben. Meist mit dem Ergebnis, dass er mich sehr wohl verstanden hat, jedoch bei seiner Antwort bleibt. Trotz aller Widrigkeiten bringen mich seine Reaktionen häufig zum Lächeln, sie lassen mich seinen ungebrochenen Lebenswillen erkennen.

Zum Ende des nur mit einer Stimme geführten Telefonats erfahre ich, dass er heute den Laptop erhält. Wunderbar, freue ich mich, dann kann ich bei meinem nächsten Besuch das Modem anschließen, unsere Verständigung ist künftig in jeder Weise gesichert. Für die Reise geplant ist das verlängerte Wochenende vom 17. bis 19. Juni, ich muss nur einen Urlaubstag in Anspruch nehmen.

Bis dahin lässt mir die aufzuholende Arbeit im Büro keine Zeit für Privates, Ursache dafür sind die Urlaubstage. Seit Beginn meiner Angestelltentätigkeit gibt es für mich keine Vertretung, was bedeutet, dass ich jede Ausfallzeit vor- oder nacharbeiten muss.

Das Pfingstfest verbringe ich allein zu Hause, nutze selbst diese Tage beruflich. Für den Pfingstmontag verabrede ich mich mit einer Freundin zum Tennisspielen, möchte endlich einmal abschalten. Kein guter Entschluss, ich verliere haushoch, kann mich nicht auf das Match konzentrieren. Meine Gedanken wandern immer wieder weg, vergleichen Vergangenheit mit Gegenwart. Schließlich bin ich froh, mich wieder in unseren vier Wänden verkriechen zu können.

Inzwischen routiniert trete ich die nächste Reise nach Bad Aibling an, treffe am Sonnabend bereits gegen 14 Uhr in der Klinik ein. Unsere riesige Freude, wieder beisammen zu sein, wird getrübt durch Svens körperliche Verfassung. Schon zu Hause haben mich Berichte von Ärzten und Krankenschwestern darüber beunruhigt, dass starke Übelkeit Svens Befinden beeinträchtigt. Dieser Umstand ist seit geraumer Zeit Grund dafür, dass die anberaumten Therapien nicht planmäßig durchgeführt werden können, immer häufiger müssen Anwendungen ausfallen. Dennoch hat sich die Beweglichkeit der linken Seite verbessert, die Standfestigkeit des betroffenen Fußes erhöht. Für kurze Zeit kann er nun sogar das Bein anziehen. Durch die Haltungsänderung erreicht er eine Entlastung des Rückens, die durch das gleich bleibende Liegen verursachten Schmerzen werden gemindert.

Bei dem heutigen herrlichen Sommerwetter will ich Sven eigentlich im Rollstuhl spazieren fahren, darauf müssen wir wegen seiner Übelkeit verzichten. Den Ausflug werden wir morgen nachholen, verspreche ich beim Verabschieden.

Das Versprechen löse ich bereits am Sonntagmorgen ein. Ich beabsichtige noch einmal den Versuch, den Waldpfad, an dem wir beim letzten Mal scheiterten, bis zum Ende entlangzufahren. Von diesem Standort könnte ich Sven den Ernst-Hof zumindest aus der Ferne zeigen. Daraus wird auch diesmal nichts.

Bereits nach kurzer Strecke muss ich wegen Svens Übelkeit anhalten. Auf meine Frage, ob wir umkehren sollten, schüttelt er den Kopf. Mehr kann er mir nicht mitteilen, ich habe nicht daran gedacht, einen Schreibblock mitzunehmen. So steuere ich den Rollstuhl weiter, mit pochendem Herzen den asphaltierten, abschüssigen Weg entlang, der uns später durch ein gut befahrbares Waldstück zurückführen wird zur Klinik. Das Gefährt entwickelt beim Abwärtsfahren eine derartige Geschwindigkeit, dass ich es nur mit großer Kraftanstrengung abbremsen kann. Noch schwieriger gestaltet sich der anschließende leichte Anstieg, ich versuche mein Pusten zu unterdrücken. Dazu muss ich erneut abrupt anhalten, Sven kauert schief mit grünlichem Gesicht auf seinem Platz, beugt sich vornüber, übergibt sich.

Ich beginne zu zittern, was soll ich tun, wenn jetzt etwas passiert? Ich mache mir Vorwürfe, mich nicht an die Ermahnung, nahe der Klinik zu bleiben, gehalten zu haben. Es wird einige Zeit dauern, bis ich das rettende Gebäude erreiche. Ich beiße die Zähne zusammen, steuere mit aller Kraft so schnell wie möglich zurück. Fast haben wir es geschafft. Je näher das Gebäude rückt, desto befreiter atme ich auf. Den abschließend geplanten Aufenthalt in der Cafeteria streiche ich, bringe Sven sofort auf die Station, benachrichtige Krankenschwestern. Ins Bett zurückverfrachtet, erscheint er sichtlich erleichtert, liegen zu können.

Er erholt sich langsam, verlangt nach seinem Schreibblock. Mir zu Liebe hat er nicht gezeigt, wie übel ihm schon seit dem frühen Morgen ist. Bereits seit Tagen kämpft er mit einer sich ständig verstärkenden Übelkeit. Dafür muss es einen Grund geben. Schon bin ich unterwegs, suche den Stationsarzt, kann leider am heutigen Sonntag nichts ausrichten. Die Wochenenden in der Klinik verlaufen ruhig, weder Therapieanwendungen noch ärztliche Untersuchen werden durchgeführt.

Am nächsten Morgen will ich an der Arztvisite teilnehmen, treffe deshalb sehr früh in der Klinik ein. Hinter der Übelkeit könnte sich möglicherweise eine Medikamentenunverträglichkeit verbergen, die tägliche Medikation wurde wegen dieser Vermutung bereits einige Male umgestellt, jedoch ohne Erfolg. Kontrolluntersuchungen haben zwar leichte Unstimmigkeiten der Hirnwassermenge gezeigt, doch sie seien zu gering, um einzugreifen. Der Arzt hofft, die Übelkeit würde vergehen, damit die dringend notwendige Frührehabilitation fortgesetzt werden kann.

Ich scheine immer dann aufzutauchen, wenn richtungweisende Ereignisse bevorstehen. Heute Mittag ist ein wichtiger Versuch angesetzt, der Erkenntnisse darüber bringen soll, inwieweit sich die durch eine Lähmung des gesamten Kehlkopfbereichs hervorgerufene Schluck- und gleichzeitig Sprechstörung aufgelöst hat. Dazu wird Sven kurzzeitig entblockt. Die Kanüle wird entfernt, er muss gefärbtes Wasser schlucken, das den Verbleib der Flüssigkeit sichtbar macht. Auf diese Weise wird deutlich, ob an eine suggestive Entfernung der Kanüle gedacht werden kann. Sollte das Wasser statt in die Speiseröhre fälschlicherweise in die Luftröhre gelangen, wäre dies zwar ungefährlich, würde jedoch vorerst eine Veränderung des jetzigen Zustandes ausschließen.

Voller Anspannung verfolge ich das Experiment. Es gelingt, das gefärbte Wasser landet deutlich sichtbar ordnungsgemäß in der Speiseröhre. Die Erleichterung aller scheint greifbar, wieder ist ein kleiner Schritt vorwärts geschafft. Meine Freude wird allerdings gedämpft durch die Erklärung, noch ein weiter Weg stehe bevor, bis eine normale Nahrungsaufnahme möglich sei.

Wichtiger als eine natürliche Nahrungsaufnahme erscheint mir die Frage, ob Sven nach dem Entfernen der Kanüle würde sprechen können.

Die Tage sind rasch vergangen, schon wieder muss ich mich schweren Herzens von Sven verabschieden. Bei der Umarmung fühle ich, wie erschreckend abgemagert er ist. Wie soll er auch zu Kräften kommen, er kann wegen des häufigen Erbrechens nicht einmal die Sondennahrung verwerten. Die Sorge darüber schnürt mir das Herz zu. Mit gemischten Gefühlen gehe ich ein letztes Mal den Weg von der Klinik zum Ernst-Hof, während meiner Anwesenheit haben sich weniger Fortschritte gezeigt als erhofft. Mit üblicher Unruhe trete ich die Rückreise an, hoffentlich werde ich das Flugzeug rechtzeitig erreichen. Erreiche ich, wenn auch wieder mit Spurt. Die Hetze könnte ich mir sparen, nähme ich frühere Zugverbindungen, doch damit gingen mir zwei Stunden Aufenthalt bei Sven verloren. Die will ich nicht opfern, bringe mich deshalb immer wieder aufs Neue selbst in Bedrängnis.

20. JUNI BIS 4. JULI 2000

Wieder in Berlin, beginnt der Alltag in gewohnter Weise. Zu Tagesbeginn rufe ich in Bad Aibling an und frage Sven, wie es ihm gehe. Fallen seine Antworten zu meiner Zufriedenheit aus, belasse ich es bei dem Gespräch, im anderen Falle hake ich im Schwesternzimmer nach.

Trotz unseres Klopfzeichensystems gelingt es Sven, mir seine jämmerliche Verfassung mitzuteilen. Die starke Übelkeit setzt ihm so zu, dass er nicht einmal in der Lage ist, darüber eine schriftliche Mitteilung zu verfassen. Eine andere Möglichkeit der Kommunikation hat er nicht. Nachdem ich die Information verstanden habe, beende ich das Telefonat sofort mit der Versicherung, ich würde mich darum kümmern.

Den Oberarzt erreiche ich beim ersten Versuch, er verspricht nach Kenntnis der Dinge, gleich nach Sven zu sehen, will ihm medikamentös helfen. Am Abend erkundige ich mich bei Sven nach dem Ergebnis, er fühlt sich ein wenig besser. Am folgenden Morgen wiederholt sich der Vorgang mit dem Unterschied, dass ihm auch am Abend unverändert übel ist. Meine Sorge wächst, trotz der späten Stunde frage ich bei den Krankenschwestern nach.

Auch die Therapeuten von Sven beklagen zunehmend die sich stetig verschlimmernde Übelkeit, immer häufiger müssen Behandlungstermine entfallen. Eine erneute Hirnwasseruntersuchung soll Aufschluss geben. Am 23. Juni wird Sven wegen rezidivierenden Erbrechens bei weiter zunehmendem Liquoraufstau erneut verlegt in die Neurochirurgische Abteilung im Klinikum Großhadern.

Am gleichen Tag zwingen mich in Berlin berufliche Verpflichtungen zur Teilnahme an einer Veranstaltung, meine Gedanken jedoch irren zu Sven, begleiten seinen Transport von Bad Aibling nach Großhadern. Wie wird er die Fahrt überstehen? Das Ende der Versammlung warte ich nicht ab. Meine Unruhe steigert sich ins Unermessliche. Während einer kurzen Unterbrechung schleiche ich davon, telefoniere gleich aus dem Auto. Der Rettungswagen befindet sich noch auf dem Weg, bleibt nur die Möglichkeit einer späteren Anfrage.

Bei meinem dritten Anruf ist Sven endlich im Klinikum Großhadern eingetroffen, mehr kann ich heute jedoch nicht erfahren. Die Tatsache, dass er zum Wochenende verlegt wurde, bereitet mir Kopfzerbrechen. Erfahrungsgemäß werden in allen Krankenanstalten an den Wochenenden kaum Behandlungen durchgeführt, es sei denn, sie erwiesen sich als unerlässlich. Daraus folgere ich, dass Svens Verfassung kritisch sei.

Am nächsten Tag, dem 24. Juni, ist der Shuntkatheter als Ursache der Übelkeit analysiert. Möglicherweise muss die Shuntanlage entfernt und neu gelegt werden. Sven wird noch am heutigen Sonnabend operiert.

Das ungehinderte Abfließen des Gehirnwassers in den Bauchraum wurde dadurch gestört, dass sich im Katheter eine Schlinge gebildet hat. Entgegen den Befürchtungen kann auf eine Neuanlage verzichtet werden. Die bei der Erstverlegung des Shunts entstandene Bauchnaht wird geöffnet, das abdominelle Ende des Shuntkatheters revidiert, die Naht erneut verschlossen. Das Hirnwasser kann wieder ungehindert abfließen, die Übelkeit ist beseitigt.

Sven übersteht den Eingriff ohne Komplikationen, in den nächsten Tagen wird er zurückverlegt nach Bad Aibling. Gern würde ich ihm einige aufmunternde Worte sagen, habe jedoch keine Möglichkeit. Dennoch bin ich zufrieden, wichtig ist einzig und allein, dass Sven geholfen werden konnte.

Macht der Gewohnheit, schon informiere ich die Neurologische Klinik Bad Aibling darüber, dass Sven zurückgebracht wird. Mit Dank über die Benachrichtigung wird mir versichert, unter diesen Umständen werde sein bisheriges Zimmer für ihn freigehalten. Ungläubig verarbeite ich diese Mitteilung, auf den Gedanken, dass er dorthin nicht zurückkönnte, bin ich überhaupt nicht gekommen. Mit Schrecken stelle ich mir vor, welches Durcheinander eine Ausquartierung bedeutet hätte, zumal ich mich derzeit in Berlin befinde. Um für Sven eine Verbindung nach Hause herzustellen, habe ich die Wände des Einzelzimmers mit großformatigen Fotos beklebt. Unsere gemütlichen Zimmer, in bunten Farben blühende Pflanzen auf Terrasse und Balkon sollen ihn motivieren, alle zur Wiederherstellung seiner Gesundheit erforderlichen Strapazen zu ertragen.

Verständnislos vernehme ich, dass zusammen mit Sven auch sein gesamter Besitz nach Großhadern transportiert wurde. Selbst meine Sachen, die ich zur Aufbewahrung in seinem Schrank deponiert hatte, um sie nicht ständig hin- und herschleppen zu müssen. Kein Grund zur Beunruhigung, alles würde gleichzeitig mit Sven zurücktransportiert und wieder an seinem alten Platz verstaut. Kopfschüttelnd überlege ich, ob man nicht mehr mit Sven gerechnet hätte.

Am 28. Juni kehrt Sven in sein vertrautes Zimmer in Bad Aibling zurück. An diesem und dem darauf folgenden Tag befinde ich mich beruflich außerhalb Berlins, auch das

Wochenende ist ausgefüllt mit Arbeit für eine am Dienstag, dem 4. Juli, in den Abendstunden stattfindende Sitzung. Bis dahin kann ich mich nicht selbst von Svens jetzigem Gesundheitszustand überzeugen. Aber gleich im Anschluss an die Sitzung reise ich erneut für eine Woche zu ihm.

5. BIS 12. JULI 2000

Der Mittwoch ist ein für mich ungewöhnlicher Reisetag. Bislang habe ich für Besuche bei Sven stets die Wochenenden genutzt. Heute sind weniger Menschen unterwegs, das Flugzeug ist nur zur Hälfte ausgebucht.

In Bad Aibling steige ich gleich in den Moor-Express, ohne den aussichtslosen Versuch zu unternehmen, eine Taxe zu finden. Die Haltestelle befindet sich unmittelbar am Bahnhof, der Bus hält neben anderen Stationen auch direkt vor der Neurologischen Klinik. Durch die Fahrt entdecke ich eine mir bislang unbekannte Gegend, schön ist es hier.

Bisher habe ich mir für Ausflüge keine Zeit genommen, meine Wege sind stets die gleichen. Alle führen mich in die Klinik, in den Ernst-Hof oder das Einkaufszentrum von Bad Aibling. Häufig schon habe ich mir vorgenommen, ein Fahrrad auszuleihen und die Gegend zu erkunden, doch die kostbaren Stunden, die ich hier verweile, möchte ich mit Sven verbringen. Wenn es ihm besser geht, habe ich dazu immer noch Gelegenheit.

Nach kurzer Fahrt hält der Bus vor der Klinik, ich sause die Treppen hinauf, das geht schneller als der Fahrstuhl, öffne herzklopfend die Tür zu Svens Zimmer. Überrascht bleibe ich wie angewurzelt stehen, Sven liegt nicht im Bett, sondern sitzt im Rollstuhl, strahlt mich an. Seitdem die Übelkeit überwunden ist, geht es deutlich aufwärts.

Er hat gelernt, sich mit Unterstützung zu waschen,

anzuziehen, vom Bett in den Rollstuhl zu wechseln. Stolz führt er mir vor, wie sich die Beweglichkeit seiner linken Seite gebessert hat. Beim Versuch, den linken Arm zu bewegen, verzieht sich sein Gesicht, das scheint Schmerzen zu verursachen. Dennoch wirkt er sehr glücklich über das Erreichte, nur aussprechen kann er das weiterhin nicht. Noch immer steckt die schreckliche Kanüle in seinem Hals.

Erneut steht eine wichtige Entscheidungen an, wieder bin ich zur Stelle. Erstmals seit Beginn des dramatischen Krankheitsverlaufs im April werden die Ärzte erkunden, ob Sven sprechen kann, woran sie allerdings überhaupt nicht zweifeln. Mich jedoch erfüllt tiefes Misstrauen.

Am 6. Juli ist es endlich so weit. Sven wird entblockt. Fasziniert verfolge ich, was geschieht. Unfassbar, er kann tatsächlich sprechen. Meine Erschütterung und Freude über diesen Erfolg sind so groß, dass ich kaum meine Tränen zurückhalten kann. Zwar klingen seine Worte ein bisschen wie Grunzen, doch das wird sich zweifelsfrei bessern.

In der Folgezeit wird Sven stetig für einige Zeit entblockt, um ihn sukzessive an selbstständige Nahrungsaufnahme zu gewöhnen. In der ersten Phase ausschließlich unter den wachsamen Augen einer speziellen Therapeutin zur Essensbegleitung. Sven wartet begierig auf das ihm versprochene Eis, riesengroß seine Enttäuschung, als er mit geschmacklosem Wassereis vorlieb nehmen muss, so sehr hat er auf leckeres, sahniges Speiseeis gehofft.

Mir ist aus Sicherheitsgründen strengstens untersagt, ihn mit Nahrungsmitteln zu versorgen. Es kann nicht ausgeschlossen werden, dass Speisen statt in die Speiseröhre in die Luftröhre gelangen, die höchste Gefährdung geht von Brotkrümeln aus.

Nach zwei Wochen verabschiedet sich die eigens für ihn abgestellte Therapeutin, sie befindet die Nahrungsaufnahme als gesichert.

Die zweite Phase beginnt, Sven verlässt sein Zimmer und nimmt sein Frühstück unter Aufsicht geschulten Personals gemeinsam mit anderen Patienten der Station in einem dafür vorgesehenen Raum ein. Später werde ich von ihm erfahren, dass dieser Umstand für ihn das größte Erfolgserlebnis während seines gesamten Klinikaufenthaltes bedeutet.

Bei warmem Sommerwetter halten wir uns in jenen Tagen häufig auf der Terrasse der Cafeteria auf. Die Klinik stellt den Patienten während ihres Aufenthaltes wöchentlich Bons zur Verfügung, die zum kostenfreien Verzehr von Kaffee und Kuchen berechtigen. Besonders lecker schmeckt der in der Klinik selbst gebackene Kuchen, Sven darf ihn leider nicht kosten. Möchte er auch gar nicht, während der gesamten Zeit der Sondenernährung verspürt er weder Hunger noch Appetit. Einzige Ausnahme: sahniges Speiseeis.

Ich halte mich streng daran, ihm keine Nahrung zu geben, doch Eis kann ihm unmöglich Probleme bereiten. Schon deponiere ich auf dem Tischchen seines Rollstuhls, die Vorschriften missachtend, eine kleine Kugel Vanilleeis in einem großen Eisbecher. Ungläubig betrachtet er die Überraschung, genießt mit strahlendem Gesicht jeden Bissen.

Durch meine tägliche Anwesenheit in der Klinik lerne ich Svens Alltagsleben kennen. Drei- bis viermal wöchentlich sind Physiotherapeuten und Ergotherapeuten bemüht, in jeweils etwa dreißigminütigen Einzelbehandlungen Tonusaufbau, Sitzkontrolle, Armbeweglichkeit zu aktivieren. Alle Anwendungen finden in seinem Zimmer statt.

Häufig sich aneinander reihende Übungszeiten verlangen Sven die Mobilisierung aller Kraftreserven ab. Größte Schwierigkeiten bereitet ihm der Arm, diesen zu bewegen, gar zu heben ist nur mit Hilfe des Therapeuten möglich, häufig verzieht er schmerzgeplagt das Gesicht. Unendlich mühsam zeigen sich kleinste Fortschritte, viel Arbeit und

Geduld werden vonnöten sein, um die Befunde deutlich zu bessern.

Die Zeit meines Aufenthalts geht zu Ende. Bei meinem Abschiedsrundgang versichern mir die Therapeuten, Svens Aussichten auf Wiederherstellung stünden gut. In absehbarer Zeit würden die Einzelanwendungen von seinem Zimmer verlegt in dafür vorgesehene Räume, in ergänzenden Gruppentherapien sollen Arm- und Handfunktionen gestärkt werden. Auf jeder Station gibt es mehrere Behandlungsräume.

Diesmal fällt mir die Trennung von Sven leichter, weiß ich ihn nun endgültig auf dem Wege der Besserung.

30. JULI BIS 6. AUGUST 2000

Die nächsten vierzehn Tage vom 13. bis 29. Juli verbringe ich ohne besondere Ereignisse zu Hause in Berlin. Einmal raffe ich mich sogar dazu auf, zwei Stunden Tennis zu spielen, stelle betroffen fest, wie schlecht meine Konzentration und Kondition geworden sind. Mit Schrecken denke ich daran, erneut den Koffer transportieren zu müssen, wenn ich am 30. Juli für eine Woche nach Bad Aibling reise.

Durch meine täglichen Telefonate erhalte ich Gewissheit, dass Svens Genesung endlich vorangeht, wenn auch in winzigen Stufen. Die Übelkeit ist endgültig überwunden.

Am 30. Juli beziehe ich im Ernst-Hof ein anheimelndes Mansardenzweibettzimmer, einziger Wermutstropfen daran ist die Tatsache, dass ich es allein bewohnen muss. Vielleicht hat sich Svens Befinden so weit stabilisiert, dass ich meinen lang gehegten Wunsch diesmal verwirklichen kann, ihn im Rollstuhl hierher zu fahren. Das Wetter zeigt sich von seiner schönsten Seite, vom tiefblauen Himmel lacht die Sonne.

Durch die Tatsache, dass zwischen meinen Aufenthalten bei Sven zeitliche Abstände von etwa vierzehn Tagen bestehen, kann ich Veränderungen klar erkennen. Er hat inzwischen Laufen gelernt, wenn auch mit Hilfe und für nur kurze Wege, auch die Funktionalität von Arm und Hand hat sich gebessert.

Entblockt wird er nun täglich zweimal für jeweils eine Stunde, die übliche Kanüle ausgetauscht gegen eine Sprechkanüle. Diese Zeiten bedeuten für mich das größte Ereignis von allen Fortschritten, endlich kann er zu mir sprechen. Endlich haben wir die tonlose Zeit hinter uns gebracht, unser Redestrom reißt nicht ab. Endlich kann ich Sven nach all dem fragen, was ich schon lange brennend gern wissen wollte. Woran erinnert er sich? Hat er Schmerzen erlitten? War ihm jemals bewusst, dass er am Rande des Todes stand? Erstaunt erkenne ich, wie wenig er zu beantworten weiß, die Ereignisse sind aus seinem Kopf gelöscht. Schmerzen habe er nicht verspürt, doch ein merkwürdiges Erlebnis sei ihm bis heute unerklärlich geblieben. Auf der Intensivstation in Großhadern habe ihn zweimal ein Pfarrer aufsuchen wollen, dessen Erscheinen ein Irrtum gewesen sein muss. Er habe ihn beim ersten Mal recht unwirsch abgewiesen, sich zwar später entschuldigt, doch immer im festen Glauben an ein Versehen. Zu keinem Zeitpunkt habe er vermutet, dass der Besuch tatsächlich ihm gegolten hätte. Staunend lauscht er meinen Berichten über die vergangenen dramatischen Ereignisse.

Sven ist inzwischen in der Lage, alle Mahlzeiten selbst einzunehmen, am 3. August wird die Bauchsonde entfernt, das Bauchloch zugenäht. Auch ein Austausch der noch immer in seinem Hals befindlichen Kanüle ist nicht mehr erforderlich, sie wird zeitweise entfernt, das offene Loch mit einem Pflaster verschlossen. Beim Sprechen muss er die Finger fest darauf pressen, sonst sind seine Worte schlecht verständlich. Er kann sich jedenfalls recht gut mit seinen Besuchern verständigen, die oftmals unvermutet auftauchen. Sein Schicksal hat sich blitzschnell herumgesprochen. Anteilnahme tut ihm sichtlich gut, Informationen aus seiner Arbeitswelt saugt er förmlich auf.

Die Fortschritte gehen voran, statt von Personen unterstützt zu werden, soll Sven sich mit Hilfe eines Rollators fortbewegen. Die ersten Versuche schlagen statt des erhofften Erfolges ins Gegenteil um, vielmehr schädigen sie seine Körperhaltung. Statt sich aufgerichtet in Bewegung setzen zu können, muss Sven sich wegen seiner Länge zum Griff herunterbeugen. Alle sich im Hause befindlichen Rollatoren sind für ihn ungeeignet.

Davon will ich mich selbst überzeugen. Im Klinikuntergeschoss befindet sich eine Werkstatt. Dort wurde bereits der für Sven passende Rollstuhl zusammengebaut, das sollte auch bei einem Rollator möglich sein. Doch entgegen meiner Hoffnung kann auch ich nichts ausrichten, das Problem muss auf andere Weise gelöst werden. Bietet sich als Behelf nur sein Rollstuhl an, dessen höhere Griffe er fassen kann, obgleich sie noch immer zu niedrig erscheinen. Sven wird seine Laufübungen künftig im Klinikgang, hinter seinem Rollstuhl herlaufend, absolvieren. Ohne Hilfsmittel oder Begleitung durch Klinikpersonal darf er sich aus Sicherheitsgründen vorerst nicht fortbewegen.

Svens Aufenthalt in Bad Aibling nähert sich dem Ende. Eine Kontrollangiographie ist durchzuführen, das Tracheostoma muss verschlossen werden. Beides soll erfolgen während eines abschließenden Aufenthaltes im Klinikum Großhadern. Den Termin hierfür besprechen die Ärzte mit uns gemeinsam. Vorgesehen wird ein Zeitraum nach dem 6. August, dem Tag meiner Rückreise nach Berlin. Dann wird er ein letztes Mal im Krankenwagen die Strecke von Bad Aibling nach Großhadern und umkehrt zurücklegen müssen. Ein letztes Mal, das zumindest glauben wir alle. Wir sollen uns irren.

An meinem Rückreisetag zeigt sich der Himmel stockdunkel, starke Regenfälle sind vorausgesagt. Wir bleiben im Haus, sitzen zum Abschied in der sehr gemütlichen Bibliothek der Station, die sich in der ersten Etage unmittelbar über dem im Erdgeschoss liegenden Eingangsbereich befindet. Der dort künstlich angelegte kleine See ist umwachsen von zahlreichen Pflanzen, von denen einige bis zu uns hinaufranken. Voller Optimismus planen wir unsere Zukunft. Svens Pkw werden wir verkaufen, bis er ausreichend Kraft zurückgewonnen hat, bis dahin wollen wir mit einem Fahrzeug auskommen. Mein Auto mit Handschaltung werden wir ersetzen durch eins mit Automatik, das auch Sven bedienen könnte. Die Bestellung geben wir per E-Mail bei einem uns gut bekannten Autohändler in Berlin auf.

Die Wetterprognose bewahrheitet sich, erste Tropfen fallen gegen Mittag. Rasch verlasse ich die Klinik, um möglichst trocken zum Ernst-Hof zu gelangen. Fasziniert verharre ich auf meinem Weg, ein riesiger Regenbogen umspannt farbklar den dunklen Himmel, ein grandioses Schauspiel vor drohend wirkenden Bergen, ein phantastischer Anblick. Fast trocken erreiche ich die Pension, greife eilig meine Reisetasche. Zu meiner Erleichterung werde ich wieder im Pkw zum Bahnhof nach Rosenheim gefahren. Als ich aus dem Auto klettere, stürzt eine wahre Sintflut vom Himmel.

Auf dem Bahnsteig schüttele ich die Nässe aus meinen Sachen, warte ungeduldig auf meinen aus Salzburg kommenden Zug. Meine Nervosität steigert sich, die Ankunftszeit ist schon um fünf Minuten überschritten. Wegen der Verspätung werde ich meinen Anschlusszug zum Flughafen nicht erreichen. Mir schwant Schreckliches, fieberhaft grüble ich, wie ich nach Berlin gelangen könnte.

Inzwischen hat sich der Bahnsteig gefüllt mit immer mehr Menschen, die ungeduldig nach dem ICE Ausschau halten. Endlich hallt eine Ansage blechern aus einem Lautsprecher:

Wegen Gleisunterspülung – es gießt noch immer ohne Unterlass – sind die Gleise unbefahrbar, der Zug aus Salzburg kommt nicht durch. Weitere Informationen würden so schnell wie möglich folgen.

Hoffnungslos sehe ich jede Chance schwinden, nach München zu gelangen, schon gar nicht rechtzeitig. Neben mir diskutieren drei mit Rucksäcken bepackte junge Leute die Situation. Unheil verbindet, rasch kommen wir ins Gespräch. Sie berichten, sie seien unterwegs nach Island, ihre Flüge nach München müssten sie unter allen Umständen erreichen. Alle wohnen hier in der Gegend. Kurz entschlossen rufen sie per Mobiltelefon Freunde zur Hilfe, ein Pkw zur Fahrt nach München wird gleich eintreffen. Darin wird sich auch ein Plätzchen für mich finden.

Ein wenig beruhigt atme ich auf, zumindest bis zur Umsteigestation werde ich gelangen, doch klar ist mir auch, dass die Zeit nicht ausreichen wird, um rechtzeitig das Flugzeug nach Berlin zu erreichen. Unabsehbar, wie lange ein Auto bei diesen Straßenverhältnissen unterwegs sein wird.

Eine erneute Ansage dröhnt blechern über den überfüllten Bahnsteig. Ab Rosenheim wird ein Sonderzug nach München eingesetzt. Nach erneuten Telefonaten klettern wir schließlich in den Zug, debattieren während der Fahrt unablässig darüber, ob wir trotz Verspätung den Anschlusstransfer zum Flughafen erreichen.

Den verpassen wir natürlich, müssen mit dem nächsten Zug zwanzig Minuten später fahren. Wir kommen auf dem Flughafen an, stieben eilig in verschiedene Richtungen auseinander. Meinen Trolley hinter mir herziehend, jage ich auf den Förderbändern entlang, als sei der Teufel hinter mir her, schnappe am Lufthansaschalter meine Bordkarte, stürze ins Flugzeug. Sofort hinter mir schließt sich die Tür. Kaum habe ich meinen Platz eingenommen, hebt die Maschine ab. Meine Nerven sind durch die vielen Reisen unter ständigem

Zeitdruck bis zum Äußersten gespannt, lange könnte ich diesen Stress nicht mehr ertragen. Doch das Ende zeichnet sich ab, noch einmal werde ich zu einem Besuch nach Bad Aibling losziehen müssen, Sven dann Anfang September nach Hause holen. So jedenfalls ist der Ablauf mit den Ärzten besprochen. Details werden bei meinem nächsten, endgültig letzten Aufenthalt festgelegt.

Durstig stürze ich eine kleine Flasche Wein hinunter, die Wirkung des Alkohols setzt sofort ein. Gut, dass ich nicht mit dem eigenen Auto fahren muss, eine Taxe wird mich vom Flughafen nach Hause bringen.

7. BIS 18. AUGUST 2000

Wieder zu Hause, verfolge ich aus Berlin das Geschehen. Bald werde ich nicht mehr allein sein, freue ich mich. Am 9. August wird Sven wie vorgesehen ein letztes Mal, glauben wir zumindest, von der Neurologischen Klinik Bad Aibling ins Klinikum Großhadern gefahren. Bei Aufnahme ist er klinisch-neurologisch allseits orientiert und bewusstseinsklar, die Hemiparese (Lähmung) links hat sich deutlich verbessert im Vergleich zu seiner Entlassung am 11. Mai. Diesmal liegt er nicht mehr auf einer Intensivstation sondern in einem freundlichen Einzelzimmer mit Blick in Baumwipfel.

Mit dem Ergebnis der am 10. August durchgeführten Kontrollangiographie geben sich die Ärzte zufrieden, das Basilaris-Aneurysma konnte bei Nachweis eines geringen Restbestandes weitgehend ausgeschaltet werden. Nach Ablauf eines Jahres wird eine erneute Kontrollangiographie erforderlich. In der HNO-Klinik wird das Tracheostoma mit mehreren Nähten in verschiedenen Hautschichten verschlossen. Der angelegte Druckverband kann nach einigen

Tagen entfernt werden, nach etwa vierzehn Tagen werden die Fäden gezogen. Entgegen den bisherigen Gefühlen warte ich nun mit Freude auf die nächste Reise zu Sven, diesmal werden wir alles für seine Heimkehr besprechen. Endlich!

19. BIS 27. AUGUST 2000

Die Behandlungen von neurologisch Erkrankten sind in der Klinik Bad Aibling nach Schweregraden unterteilt in verschiedene Phasen mit unterschiedlichen Pflegesätzen.

Die erste Phase A umfasst Schwerstkranke mit ständiger Überwachung auf einer Intensivstation (Sven bei Einlieferung), die anschließende Phase B beinhaltet eine Frührehabilitation (hier befindet er sich derzeit). Für die Kosten dieser beiden Stufen steht die Krankenkasse ein. Die abgeschlossene zusätzliche private Krankenversicherung ermöglicht die Wahl des Zimmer, sie tritt auch ein für zusätzliche Kosten von Chefarztleistungen. Phase C bedeutet weiterführende Rehabilitation, Phase D ist die letzte mit Leistungen der Anschlussheilbehandlung, auch teilstationär.

Sven konnte viele seiner Fertigkeiten zurückgewinnen. Nach Überwindung der Phase A (Intensivstation) und B (Frührehabilitation) wechselt er in Phase C (weiterführende Rehabilitation). Ohne abrechnungstechnische Veränderungen wird nun die BfA Leistungsträger. Trotz Zusatzversicherung ist eine Einzelzimmerwahl nicht mehr möglich, er wird noch einmal umziehen müssen in ein Zweibettzimmer. Diesmal freue ich mich auf den damit verbundenen Aufwand, wissen wir doch, dass sein Aufenthalt sich dem Ende nähert. Nur noch kurze Zeit, dann fahren wir nach Hause.

Sven ist so weit wieder hergestellt, dass eine Unterbringung ohne Betreuung möglich wäre. Alternativ zum Zweibettzimmer wird uns ein Vorschlag unterbreitet. In der obersten Etage der Klinik befinden sich fünf behaglich möblierte Suiten mit herrlichem Blick auf das Bergpanorama, Markisen wölben sich zum Schutz gegen die Sonne über große Balkone. Neben Patienten können hier auch Angehörige wohnen. Medizinische Betreuung oder sonstiges Klinikpersonal steht nicht zur Verfügung, es finden auch keinerlei Anwendungen statt. Für alle Einheiten ist ein Pfleger zuständig, der im Bedarfsfall zur Stelle wäre.

Wir begutachten eine Suite. Kaum etwas erinnert an eine Klinik, wir scheinen uns in einem Hotel zu befinden. Dennoch entscheiden wir rasch, davon keinen Gebrauch zu machen, denn ich werde hier nicht gemeinsam mit Sven wohnen können, Berlin wartet auf mich. Wir erkundigen uns nicht einmal nach den Kosten. Möglicherweise könnten wir später einmal hier einen Urlaub als Prophylaxe verbringen. So weit wollen wir vorerst nicht planen.

Seit einigen Wochen nimmt Sven die Mahlzeiten im Erdgeschoss in einem nahe dem Eingang gelegenen Speiseraum ein. Dorthin gelangt er, nun doch einen Rollator vor sich herschiebend. Das Hilfsmittel wurde der Klinik von einem in Bad Aibling ansässigen Sanitätsgeschäft überlassen, weil hier nach wie vor keiner für seine Länge vorhanden ist. Der schräg gebaute Rollator hat eine beladbare Korbvorrichtung und vier Räder – üblich sind nur drei – dadurch wird Stabilität gewährleistet.

Sven bewegt sich vergnügt gänzlich selbstständig durchs Haus. Ohne Hilfe gelangt er nicht nur zum Essen, mühelos erreicht er auch die sich im Erdgeschoss befindlichen Therapieräume.

Während der Zeit meines Aufenthaltes kann ich beobachten, wie Patienten Gegenstände aus Ton modellieren. Dabei müssen beide Hände eingesetzt werden, Fingerfertigkeit und Armbewegung werden trainiert, ein unermesslich schwieriges Unterfangen. Alle im Therapieraum teilen durch Einschränkung einer Körperhälfte das gleiche Schicksal. In kleinen Gruppen, bestehend aus drei bis vier Personen, werden zunächst einfache Gegenstände gefertigt, Tassen, Schalen, Vasen. Nachdem der Ton geformt und getrocknet ist, wird er vor dem Brennvorgang im Ofen glasiert. Eine Therapeutin berät bei der Auswahl von Mustern und Farben.

Mir bereitet das Zusehen viel Freude, am liebsten würde ich mitarbeiten. Sven hat eine braun glasierte Tasse geformt, die nehmen wir mit nach Hause, sie wird einen Ehrenplatz erhalten.

In einem Regal reihen sich viele von Patienten hergestellte und zurückgelassene Gegenstände aneinander, darunter eine kleine Vogeltränke, wunderhübsch gearbeitet, vermutlich von einer Frau, denke ich. Sie gefällt mir so gut, dass ich sie kaufen möchte. Nach ratlosen Verhandlungen über den Preis wechselt sie schließlich gegen einen geringen Obolus, der der Patientenkasse zugute kommt, in meinen Besitz. Zu Hause werde ich auf der Terrasse ein schönes Plätzchen dafür auskundschaften.

Nach etlichen vergeblichen Versuchen ermöglicht Svens Zustand uns zu guter Letzt den Besuch meiner Unterkunft. Wir melden uns aus der Klinik ab, bis 21 Uhr müssen wir zurück sein. Die Strecke zum Ernst-Hof erscheint mir vorerst für einen Fußweg zu beschwerlich, wir lassen den Rollator zurück, benutzen stattdessen den Rollstuhl.

Verstohlen blicke ich immer wieder zu Sven. Wie mag er seinen ersten Ausflug in die Freiheit erleben, was mag er fühlen? Wieder in Gesellschaft, beginnt für ihn ein zweites Leben. Gern würde ich ihm mein Mansardenzimmer unter dem Dach zeigen, doch bis dahin sind zu viele Treppenstufen zu überwinden.

Stimmengewirr empfängt uns, heute wird im Garten gegrillt. Die Gäste sitzen fröhlich an rustikalen Tischen auf

Bänken, rücken zusammen, damit wir in ihrer Mitte Platz finden. Sven erscheint mir benommen, isst wenig, kann sich kaum an den schnellen Gesprächen beteiligen. Kein Wunder, das fällt auch mir schwer, alle sind inzwischen in einen für uns schwer verständlichen bayerischen Dialekt verfallen. Der unverhoffte Wirbel erweist sich als sehr strapaziös, wir verabschieden uns rasch aus der Runde. Schweigsam fahren wir zurück zur Klinik, jeder in seine eigenen Gedanken vertieft. Dankbar erinnere ich mich, wie selbstverständlich und herzlich Sven von allen aufgenommen wurde. Es war ein schöner Abend.

Aber wie wird sich künftig unser Leben gestalten, wie werden andere mit seiner Behinderung umgehen? Wie wird er selbst die Veränderung verkraften? Erfahrungen zeigen, dass bei gutem Verlauf verloren gegangene Körperfunktionen noch nach Jahren zurückgewonnen werden können. Sicher ist auch, dass bei Sven eine Schädigung zurückbleiben wird, zu viel wurde in seinem Gehirn irreparabel zerstört. Uns bleibt nur die Hoffnung und viel, viel Geduld.

Wie und ob sich Svens Behinderung mit unseren Jobs in Einklang wird bringen lassen, bleibt ungewiss. Diese Überlegungen schiebe ich immer wieder rasch zur Seite. Irgendwie wird es schon gehen. Später erst wird mir klar, dass die Gedanken nicht zu ignorieren sind, Betroffene und Angehörige müssen sich gemeinsam rechtzeitig damit auseinander setzen.

Am 23. August verlässt Sven die Station 12 und damit sein Einzelzimmer, wechselt in die angrenzende Station 11. Sein neues Zimmer Nummer 3 ist mit einem jungen Mann belegt, der in München einen schweren Motorradunfall erlitten hat. Ein Großteil der in der Klinik Behandelten sind Patienten, die bei Verkehrsunfällen zu Schaden gekommen sind. Häufig sind Motorräder an den Unfällen beteiligt.

Der Mitinsasse ist bettlägerig, kaum in der Lage, im

Rollstuhl zu sitzen. Täglich umlagern Familie und Freunde sein Bett, vom Morgen bis in die späten Abendstunden verweilen sie diskutierend bei ihm. Zum Glück kann Sven sich inzwischen frei bewegen, so sind wir auf einen Aufenthalt im Zimmer nicht angewiesen.

Weiterhin absolviert Sven täglich, die Wochenenden ausgenommen, mehrere Anwendungen zur Besserung seiner Beweglichkeit. Während seiner Freizeit halten wir uns tagsüber meist im Freien auf, genießen den unverändert herrlichen Sommer. In den frühen Morgenstunden und an den Abenden lesen wir in der Bibliothek, die sich nun gegenüber seinem jetzigen Zimmer befindet, in wohliger Atmosphäre Zeitungen und Bücher. Hin und wieder vergesse ich für kurze Augenblicke Svens Behinderung, alles mutet an wie früher.

Er scheint meine Gedanken zu spüren. Eifrig berichtet er von seinen Plänen. Er will alle Kräfte mobilisieren, um wieder normal laufen und seinen linken Arm besser einsetzen zu können. Auch seine je nach körperlicher Verfassung undeutliche Aussprache soll sich verbessern, er möchte mit mir ein normales Leben führen. Wie sehr wünsche ich mir das, ein dicker Kloß sitzt in meinem Hals, kaum kann ich meine Tränen unterdrücken. Rasch wende ich mich ab.

Svens Optimismus gewinnt die Oberhand, wir schmieden wieder Zukunftspläne. Er wird in Berlin seinen Beruf als leitender Angestellter einer großen Firma wieder aufnehmen, mit geringen Veränderungen. Gehörten häufige Reisen zu seinen Aufgaben, wird er diese Tätigkeit zunächst nicht ausüben können.

Kommt Zeit, kommt Rat, denken wir, fest entschlossen, das Beste daraus zu machen. Am 27. August trete ich die übliche Rückreise an, diesmal ohne Hindernisse.

Alles für Svens Heimkehr ist besprochen, als Entlassungstermin steht der 11. September fest. Ich werde mit einem großen leeren Koffer anreisen, um all seine Sachen – es hat sich inzwischen eine Menge – mitzunehmen, gemeinsam wollen wir mit dem ICE von München nach Berlin fahren. Ein Freund wird uns von Bad Aibling in seinem Pkw direkt zum Bahnhof Ost in München bringen. Wir freuen uns auf die lange Fahrt.

Fliegen sollte Sven auf Anraten der Ärzte zunächst nicht, ein Zeitraum für diese Einschränkung wird uns nicht genannt.

28. AUGUST BIS 9. SEPTEMBER 2000

Meine letzte Zeit allein zu Hause beginnt. Freudig wiesele ich durch die Wohnung, bereite alles für Svens Heimkehr vor. Sämtliche Fenster blitzen, gewaschene Gardinen verbreiten Frische, überall leuchtet frisches Grün neu beschaffter Pflanzen. Zum wiederholten Male versuche ich mir seine Empfindungen vorzustellen, wenn er sein Domizil betritt, das er so lange vermissen musste.

Im Büro herrscht gewohnte Überlastung, es gelingt mir schwer, die Vielzahl der Termine wahrzunehmen. Irgendwie muss das Pensum geschafft werden, jedenfalls macht mir die Arbeit wieder Spaß, mein bei den Ereignissen verloren gegangener Elan meldet sich zurück.

Für den 9. September habe ich mir erstmals nur einen Hinflug mit anschließenden Bahnfahrten nach Bad Aibling gekauft, auf den Rückflug kann ich verzichten. Zum unzähligen Mal betrachte ich die Bahnkarten für den ICE, der Sven und mich nach Hause bringen wird. Unglaublich, dass wir die schreckliche Zeit überstanden haben. Ende September werden wir gemeinsam an Veranstaltungen teilnehmen, dabei die Wartburg besichtigen, unendlich viele Pläne geistern durch meinen Kopf.

Mein lang ersehntes letztes Wochenende im Ernst-Hof bricht an. Ein plötzlicher Föhneinbruch erzeugt ungewöhnliche, hochsommerliche Temperaturen, die Luft flirrt vor Hitze.

Am Montag wird Sven entlassen, schon am heutigen Sonnabend verabschieden wir uns von Ärzten, Therapeuten, Pflegepersonal. Alle haben schwere Jobs, selten Erfolgserlebnisse. Häufig bemühen sie sich um Patienten, ohne Besserung erzielen zu können, weil die Betroffenen sich selbst aufgegeben haben und nicht mitarbeiten. Gelingt die Rehabilitation, erfahren sie so gut wie nie, was aus ihren Patienten geworden ist.

Während Svens halbjährigem Aufenthalt haben sich zwischenmenschliche Beziehungen entwickelt, die wesentlich zur Gesundung beigetragen haben. Stumm leiste ich ein Versprechen: Wenn Sven es schaffen sollte, woran ich eigentlich nicht im Geringsten zweifele, werden wir zurückkehren und die Resultate vorzeigen.

Wir spazieren bei drückender Hitze, stets Schatten suchend, über das Klinikgelände, fliehen schließlich ins Innere, beziehen unsere Stammplätze in der Bibliothek. Vom Laptop kopiere ich zur Erinnerung an den Aufenthalt unsere Dokumente auf Diskette, lösche danach alle persönlichen Daten. Das Gerät bringe ich unmittelbar zurück in die EDV-Abteilung, begleiche bei dieser Gelegenheit am Empfang die Telefonrechnungen. Nun steht der Heimreise nichts mehr entgegen.

Nicht im Entferntesten spüre ich die nahende Bedrohung, die erneut alle Pläne zunichte machen wird. Zärtlich trennen wir uns am Klinikportal. Spätabends nehme ich dann auch Abschied vom Ernst-Hof. So gut es mir hier gefällt, ich werde sicher nicht wiederkommen.

Mit dem heutigen Sonntag, dem 10. September, ist unser

letzter Tag in Bad Aibling herangerückt. Schon in den frühen Morgenstunden herrscht kaum erträgliche Schwüle.

Svens Freude auf seine Rückkehr nach Hause ist unbeschreiblich, enthusiastisch erklärt er mir, wie er seine Arbeit in der Firma wieder aufnehmen wird. Daneben will er sein Ehrenamt ausüben, Sitzungen leiten, repräsentieren. Mit leiser Besorgnis frage ich mich, ob er erkennt, wie schwer krank er war. Seine Belastbarkeit wird sich erst herausstellen müssen. Schnell schiebe ich meine Bedenken beiseite. Sollte er sich zu viel vorgenommen haben, wird er seine Zielsetzungen eben reduzieren müssen.

Durch die Zukunftsvisionen sind die Stunden rasch verflogen, Zeit zum Mittagessen. Unproblematisch können Besucher Essensmarken kaufen, um zusammen mit den Patienten Mahlzeiten in der Klinikkantine einzunehmen. Bislang habe ich davon keinen Gebrauch gemacht, doch beim heutigen letzten Essen will ich dabei sein. Wir verspüren beide keinen Appetit, Grund dafür mag die ungewöhnliche Hitze oder die Anspannung sein, dass wir morgen um diese Zeit bereits im Zug nach Hause unterwegs sein werden. Sehr bald verlassen wir den Speiseraum.

Sven fühlt sich elend, ich meine, das sei begründet durch die starke Sonne und den Föhn. Wir suchen einen Schattenplatz, den wir an einem kleinen Teich nahe dem Klinikhaupteingang finden. Durch das seichte Gewässer gleiten gemächlich Goldfische, ab und zu taucht einer an der Oberfläche auf, verschwindet wieder im Dunkel unter weit geöffneten Seerosen. Bald wird die Pracht verblüht sein, doch zumindest heute ist vom bevorstehende Herbst nichts zu merken.

Im Schatten wird ihm nach einiger Zeit kühl, wir wechseln in die Sonne. Dort wiederum ist es zu heiß, sein Unwohlsein nimmt zu, er fühlt sich anscheinend nirgendwo wohl. Schließlich begeben wir uns ins Klinikinnere, dort wird sich sein Befinden bessern, denken wir.

Sven will sich für einige Zeit in seinem Zimmer aufs Bett legen, währenddessen werde ich den Koffer packen. Leider nicht möglich, der Raum ist überfüllt. Um seinen Zimmernachbarn hockt wie häufig eine Traube wild durcheinander sprechender Menschen. Ich verschiebe mein Vorhaben auf den Abend, dann haben die Besucher sich hoffentlich verabschiedet.

Wir werden unsere letzten Stunden in der Bibliothek verbringen. Sven schmunzelt über »Gott und die Staatlichen Eisenbahnen« von Peter Ustinov, ich vertiefe mich in einen Artikel über Schlaganfälle, der in der neuesten Ausgabe der Illustrierten Stern veröffentlicht ist. Wir haben Schlimmstes hinter uns gebracht, gemeinsam werden wir auch den Rest meistern.

Unerklärlich überkommt mich eine seltsame Unruhe. Wir sitzen in Lektüre vertieft schweigend beieinander, doch irgendetwas erscheint mir verändert. Unsicher blicke ich immer wieder zu Sven. Plötzlich erkenne ich aus den Augenwinkeln ein unkontrolliertes, nur wenige Sekunden anhaltendes Zucken des linken Armes.

Das ist nicht die mir bekannte, häufig mit starkem Gähnen verbundene Bewegung (provozierter Klonus). Erschreckt blicke ich zur runden Wanduhr, es ist genau 17:00 Uhr. Ich zwinge mich zur Ruhe, lege meine Hand auf Svens Arm, erkundige mich wie beiläufig, ob alles in Ordnung sei.

Diese Frage soll ich in Zukunft noch unzählige Male stellen.

Sven antwortet mir, aber ich verstehe kein Wort. Ungläubig wiederhole ich meine Frage, mit gleichem Resultat, er sieht mich an, spricht zu mir, nickt unterstützend mit dem Kopf, doch ich verstehe nichts. Entsetzt springe ich auf, stürze zum Schwesternzimmer. Hoffentlich treffe ich jemanden an, auf der hiesigen Station ist wegen der weitgehenden Selbstständigkeit der Patienten wenig Personal eingesetzt.

Meine Befürchtung erweist sich als unnötig, atemlos berichte ich einer Krankenschwester meine Beobachtungen. Gemeinsam hasten wir zu Sven.

Noch hoffe ich, der Spuk wird vorüber sein, wenn statt meiner die Krankenschwester mit ihm redet. Umsonst, das Ergebnis bleibt unverändert, wir können beide nicht ein Wort deuten. Unerklärlicherweise scheint Sven davon überhaupt nichts zu bemerken, mit hilflosem Gesichtsausdruck sieht er uns an.

Über Funk wird ein Arzt gerufen. Bis zu dessen Eintreffen muss sich Sven auf sein Bett legen. Folgsam erhebt er sich aus seinem Stuhl, um die wenigen Meter über den Gang zu laufen. Unsicher sucht er sein Gleichgewicht zu halten, gerät schon beim ersten Schritt ins Schwanken.

Fassungslos frage ich mich, was geschehen ist. Ich rase in sein Zimmer, um seinen Rollstuhl herbeizuschaffen. Den benutzt Sven schon lange nicht mehr, ich habe darauf für die Heimreise Gegenstände zum Einpacken aufgetürmt. Bedenkenlos fege ich alles auf den Boden.

Nur mit größter Mühe können wir Sven überreden, sich in den Rollstuhl zu setzen, er wehrt sich heftig. Mit unverständlichen Lauten und fahrigen Gesten versucht er vergebens, uns von unserem Vorhaben abzubringen. Unter Schwierigkeiten gelangen wir schließlich zu Svens Bett, noch immer belagern unzählige Besucher das Zimmer. Alle müssen sofort raus, wir warten auf den Arzt.

In meinem Kopf fühle ich nichts als Leere, unendlich lang erscheint mir die Zeitspanne, bis Hilfe eintrifft. Tatsächlich steht der Oberarzt, der am heutigen Sonntag seinen Dienst versieht und von dem wir uns gestern verabschiedet haben, nach wenigen Minuten vor uns. Hastig berichte ich, was sich ereignet hat.

Nun bemüht er sich, mit Sven einen Dialog zu führen. Mit begrenztem Erfolg, die Sprechstörung besteht unverändert.

Sie hat sich ein wenig zurückgebildet, einige seiner Worte sind jetzt verständlich. Der Oberarzt hält ihm Gegenstände vor die Augen mit der Frage, ob er sie erkennen und benennen könne. Sven scheint alles wahrzunehmen, Sprechen jedoch bereitet ihm unüberwindliche Probleme. Das bessert sich im Laufe der nächsten zehn Minuten, es gelingt ihm zunehmend leichter, sich verständlich zu artikulieren, Mühe bereitet ihm immer noch das Wort »Kugelschreiber«. Ein Wort, das ich wohl niemals vergessen werde.

Ratlos schüttelt der Oberarzt den Kopf, erwägt, den morgigen Entlassungstermin zu verschieben. Im für die Abreise abgeschlossenen Arztbericht wird neben der guten Rückbildung der Hemiparese links zwar auf eine diskrete Dysarthrie (Sprechstörung) hingewiesen, was jedoch keinesfalls das jetzige Ereignis einschließt. Es könnte sich um einen leichten epileptischen Anfall gehandelt haben, unterschiedlichste Arten sind als Folgeerscheinung von Hirnoperationen bekannt.

Um Klarheit zu gewinnen, wird eine notfallmäßige CCT (craniale Computertomographie) durchgeführt. In seinem Bett liegend wird Sven ins Untergeschoss der Klinik transportiert, ich laufe nebenher. Am heutigen Sonntag herrscht hier entgegen der sonstigen Betriebsamkeit beklemmende Ruhe.

Die Tür zur Röntgenkabine hat sich geschlossen, ich warte bangen Herzens. Es gelingt mir nicht, mich zu erinnern, wie oft ich im Laufe der vergangenen sechs Monate verzweifelt vor Krankenhaustüren ausgeharrt habe.

Nach Auswertung der Röntgenaufnahmen kann eine frische Blutung ausgeschlossen werden. Erkennbar sind leichte Zeichen einer Überdrainage mit verengtem linken Seitenventrikel und figrontalen Hygromen (Störung bei der Ableitung von Flüssigkeitsansammlung).

Svens Sprache hat sich vollständig zurückgebildet, als wir

wieder im Zimmer angekommen sind. Er beteiligt sich an unserem Gespräch über den wie weggeblasenen Spuk, will das Ereignis überhaupt nicht wahrhaben. Natürlich erkennt er, dass damit die für morgen früh vorgesehene Entlassung gefährdet ist. Der Oberarzt zeigt sich zunächst unentschlossen, bestätigt dann den festgelegten Ablauf. Möglicherweise werden zuvor noch einige Untersuchungen vorgenommen werden müssen, die am heutigen Sonntag nicht möglich sind. Damit wäre eine geringe Zeitverschiebung in Kauf zu nehmen. Gut, damit könnten wir leben!

Während ich gedanklich unsere Rückfahrt zeitlich bereits umbuche, beginnt Sven den Vorfall vollständig zu leugnen, er will unter allen Umständen wie geplant abreisen, nicht eine Stunde länger in der Klinik verweilen. Wie gut kann ich ihn verstehen, wie muss er sich nach seinem Zuhause sehnen. Seit dem 9. April, fast auf den Tag genau einem halben Jahr, befindet er sich in Bayern, fernab seiner Heimat, seinen Freunden, seiner Firma.

Die Aufregung hat sich gelegt, die Besucher von Svens Zimmernachbarn bevölkern erneut den Raum, verhalten sich jedoch leiser. Mein Entsetzen, meine Angst zeige ich nicht, zwinge mich zur Heiterkeit, sammle die auf den Boden geworfenen Gegenstände ein, verstaue sie im Koffer. Das ist schnell erledigt. Morgen früh, wenn ich Sven abhole, wird der Rest eingepackt.

Inzwischen ist es Abendbrotzeit geworden. Meine letzte Mahlzeit wollte ich eigentlich im Ernst-Hof einnehmen, mich bedanken für die Anteilnahme und das Verständnis, das mir dort stets entgegengebracht wurde. Meinen Kummer, meine Befürchtungen mitteilen zu können hat mir häufig Kraft gegeben, an einen positiven Ausgang zu glauben. Ähnliche Schicksale müssen auch andere Gäste, deren Angehörige ebenfalls hier in der Neurologischen Klinik untergebracht sind, ertragen. Gespräche mit ihnen haben mir die

Erkenntnis vermittelt, dankbar zu sein für jeden Fortschritt, sei er noch so klein.

Eine dumpfe Vorahnung packt mich, ich werde die Klinik nicht verlassen. Svens Abendessen bestelle ich vorsichtshalber um, er wird nicht in den Speiseraum gehen, sondern es hier oben einnehmen. Die Rückfahrt erscheint mir wichtiger, jede weitere Anstrengung am heutigen Tag muss vermieden werden.

Zufrieden mit dieser Entscheidung zeigt er sich keinesfalls, auch er wollte sich heute Abend von seinen Tischnachbarn verabschieden, die ihn, wie er mir stolz berichtet hat, um seine morgige Entlassung beneiden. Mit Mühe rede ich ihm das Vorhaben aus, doch überzeugen kann ich ihn nicht. Es gehe ihm gut, überhaupt sei gar nichts geschehen, behauptet er immer wieder.

Mit schlechtem Gewissen frage ich mich, ob ich vielleicht zu schwarz sehe. Möglicherweise sind die Umstände auf die selbst in den Abendstunden noch herrschende drückende Schwüle zurückzuführen.

Unwillig betrachtet Sven seine letzte Abendmahlzeit, erstmals seit seinem Aufenthalt auf dieser Station im Zimmer. Eigentlich könnte ich mich jetzt verabschieden. Unerklärliche Gründe veranlassen mich abzuwarten, bis er sich fertig gemacht hat für die Nacht.

Mit wenigen Schritten gelangt Sven ins Bad, steht bereits nach kurzer Zeit in der Tür, will zurück in sein Bett. Kaum spürbar macht er eine winzige, unsichere Bewegung, lehnt sich für einen Bruchteil an die Wand. Schon bin ich aufgesprungen, habe ihn mit einem Satz erreicht. Stütze ihn, stelle ihm erneut die Frage, ob alles in Ordnung sei.

Wie vom Hammer getroffen vernehme ich eine Antwort, kann erneut kein einziges Wort interpretieren. Zu Tode erschrocken bemerke ich, dass die Ausfälle diesmal schlimmer sind. Deutlich erkennbar ist seine gesamte linke Körperhälfte betroffen. Mit großer Mühe gelingt es mir, ihn zum Bett zu führen. Auf meine Bitte, sich hinzulegen, reagiert er nicht, lehnt einfach nur stocksteif in meinen Armen.

Ich kann meine Panik nicht mehr unterdrücken, stoße ihn unsanft auf die Bettdecke, stürze aus dem Zimmer, um Hilfe herbeizuholen. Von mir unbemerkt, hat Svens Zimmernachbar bereits geklingelt, fast pralle ich mit der Schwester zusammen. Die Ereignisse überschlagen sich, schon kommt der Oberarzt angestürmt.

Absurderweise sehe ich mich in einer Autowerkstatt stehen, um ein Klappergeräusch an meinem Auto zu demonstrieren. Als der Mechaniker die Beanstandung prüfen will, ist der lästige Ton verschwunden, die Störung hat sich von selbst erledigt. Nicht so jedoch in diesem Fall, Svens schwere Sprechstörung bleibt im Verlauf der nächsten Stunden bestehen, sein Zustand verschlechtert sich merklich. Um 19:20 Uhr wird eine erneute schwere Dysarthrie festgestellt, im weiteren Verlauf eine Dysdiadochokinese (Lähmung) der Zunge und vorübergehende Sensibilitätsstörungen auch im rechten Arm. Differenzialdiagnostisch besteht neben einer Ischämie bei weitgehend unauffälliger Dopplersonographie der hirnversorgenden Arterien die Vermutung auf einen einfachen fokalen Anfall. Benzodiazpine sowie eine Therapie mit Valproinsäure (Antiepileptikum) sollen den Zustand bessern.

Vergebens, im Verlauf einer weiteren Stunde verstärkt sich die beidseitige Hypoglossusparese (Lähmung des Hirnnervs für Zungenmuskulatur) mit Seitenabweichen der Zunge nach rechts bei Einsetzen einer kompletten Gaumensegellähmung, einem vollständig aufgehobenen Würgereflex sowie einer neu aufgetretenen brachialfazial betonten Hemiparese rechts.

Nach einem erneuten Blutungsausschluss mittels CCT besteht Verdacht auf eine Ischämie im unteren Hirnstamm.

Sven wird auf die Intensivstation verlegt, dorthin, wo er vor etwa fünf Monaten eingeliefert wurde. Starr vor Entsetzen und Verzweiflung empfinde ich gar nichts mehr. Alles war umsonst.

Eine Krankenschwester ergreift meinen Arm, willenlos lasse ich mich durch menschenleere Gänge führen. Die Ausgangstüren sind gesichert verschlossen, um 23:00 Uhr kann bis auf das Personal niemand die Klinik verlassen. Sie schiebt mich ins Freie, bewegungslos verharre ich vor dem Gebäude. Schließlich setze ich mich mechanisch in Bewegung, schleppe mich unter finsterem, sternlosem Himmel zum Ernst-Hof.

Auch hier ist alles mucksmäuschenstill, auch diese Haustür fest verschlossen. Ich krame nach meinem Schlüssel, zerre ihn endlich unter in der Klinik wahllos hineingestopften Papieren aus meiner Umhängetasche hervor, da rutscht er mir aus der Hand. Finden kann ich in der Dunkelheit nichts, gebe schließlich resigniert auf, klingele verzagt.

Der Besitzer öffnet mir, ein Blick in mein Gesicht muss ausreichen, die Situation ohne Worte zu verstehen. Schweigend stellt er eine Flasche Wein auf den Tisch, füllt zwei Gläser. Ich setze zu einer Erklärung an, doch ich bringe, geschüttelt von einem Weinkrampf, keinen vernünftigen Satz zustande. Bevor ich in mein Zimmer flüchte, stürze ich den Wein wie Wasser hinunter, wanke entkräftet ins Bett, tröste mich mit dem Gedanken, morgen früh würde alles wieder in Ordnung sein, wir haben die Situation heute schließlich schon einmal durchgestanden. Zwar erkenne ich genau, dass ich mich belüge, doch ich will an ein Wunder glauben, die Wahrheit kann ich nicht ertragen. Irgendwann muss der Schlaf mich erlöst haben.

Seit geraumer Zeit liege ich mit unregelmäßig pochendem Herzen wach, am heutigen Montag, dem 11. September, wollten wir gemeinsam nach Hause zurückkehren. Wie mag es Sven inzwischen gehen? Was wird der heutige Tag bringen? Die Ungewissheit ist einfach unerträglich.

Schon prasselt im Wechsel heißes und kaltes Wasser über meinen Körper. Beklommen verlasse ich die Pension, in der sich noch nichts regt, schon um 6.00 Uhr. Unseren Freund Arnold, der uns von der Klinik abholen und nach München zur Weiterfahrt mit dem ICE bringen will, habe ich bisher nicht über die gestrigen Ereignissen informiert. Noch immer klammere ich mich an die Hoffnung, doch noch nach Hause fahren zu können.

Natürlich besteht dazu nicht die geringste Chance. Statt entlassen zu werden, wird Sven erneut – zum wievielten Male eigentlich? – nach Großhadern verlegt wegen einer möglicherweise notwendigen neuroradiologischen Intervention. Alles zur Patientenübernahme wurde bereits vereinbart, Sven wird von der Neurologischen Klinik (Intensivstation) übernommen. Er wird gerade für den Transport im Rettungswagen vorbereitet.

Verstört, mit leerem Blick stehe ich verlassen vor der Klinik, starre auf den großen Koffer, den ich erst gestern voller Hoffnung auf ein nun beginnendes neues Leben gepackt habe. Eine Ewigkeit scheint seither vergangen, zerronnen alle Träume. Ich kann einfach nicht begreifen, was geschehen ist. Svens restliche Sachen, die ich heute Morgen als Letztes verstauen wollte, befinden sich noch immer in seinem Zimmer, ich habe sie vergessen. Völlig egal, da sollen sie bleiben. Was nun?

Zuerst werde ich nun doch unseren Freund benachrichtigen müssen, er braucht uns hier nicht mehr abzuholen. Glücklicherweise habe ich seine Rufnummer in meinem Telefon programmiert, ich wäre nicht in der Lage, mich daran zu erinnern. Fröhlich klingt seine sonore Stimme, er will gerade aufbrechen. Emotionslos schildere ich die Ereignisse, als berichtete ich von anderen Personen, seien nicht wir die betroffenen. Die Verbindung scheint unterbrochen, ich höre keinen Ton. Fast will ich das Gespräch beenden, da vernehme ich seine Entgegnung.

Er startet dennoch sofort, wird mich und meinen großen Koffer einsammeln, über die Autobahn müssten wir Großhadern in etwa vierzig Minuten erreichen. Mit Schrecken sehe ich mich erneut durch die Gänge des Klinikums irren, wo der Kampf ums Überleben begonnen hat. Nicht noch einmal, es ist sowieso alles sinnlos. Aus mir, der fröhlichen Optimistin, ist ein hoffnungsloses, pessimistisches Nervenbündel geworden. Könnte ich weglaufen und allem ein Ende bereiten, ich würde es tun.

Der Rettungswagen ist vorgefahren, Sven wird, auf einer Trage liegend, hineingeschoben. Ich kann ihm gerade noch zuflüstern, dass ich nachkommen werde, schon schließt sich die Tür, mit Sirene fährt der Wagen davon. Ob er mich verstanden hat, weiß ich nicht.

Ohne Hoffnung kauere ich auf dem Koffer, warte. Warte darauf, dem Rettungswagen nachzufahren, Sven zu sehen. Ärzte und Therapeuten, die ihn während seines langen Aufenthaltes betreut haben, umringen mich plötzlich, wie ein Lauffeuer hat sich das Geschehen herumgesprochen. Trauer, Mitleid überall. Den Zuspruch kann ich kaum ertragen, er tröstet nicht. Mir ist nicht bewusst, dass der Rückfall auch für alle, die Sven über Monate behandelt haben, ein bitteres Ereignis ist, ihr Bemühen war vergeblich.

Verständnislos betrachte ich einen schwarzen Mercedes, der in rascher Fahrt auf die Klinikeinfahrt zusteuert, abrupt bremst. Arnold springt heraus, wie viel Zeit seit unserem Gespräch vergangen ist, weiß ich nicht zu schätzen, ich habe jedes Zeitgefühl verloren. Wortlos schließt er mich in seine Arme, verfrachtet kurzerhand zuerst den Riesenkoffer, dann mich, schweigsam brausen wir los. Ich kann nur daran denken, dass eigentlich Sven und ich hätten hier im Auto sitzen sollen, unterwegs zum ICE, unterwegs nach Hause. Ich will mir nicht vorstellen, wie schrecklich das Ereignis für Sven sein muss.

Während Arnold auf dem Klinikgelände einen Parkplatz sucht, habe ich Mühe, den großen Koffer in einem Schließfach unterzubringen. Nachdem das geschafft ist, buche ich telefonisch einen Rückflug von München nach Berlin, das elektronische Ticket ist am Flugschalter reserviert, ich nehme wieder einmal die letztmögliche Maschine. Den heutigen Tag werde ich hier verbringen.

Die Station der Neurologischen Klinik liegt der Intensivstation gegenüber, auf die Sven am 9. April eingeliefert wurde. Heute ist der 11. September, wir sind wieder hier. Ich darf nicht weiterdenken, muss mich zusammennehmen, daran glauben, dass er hier gut aufgehoben ist. Wir stehen unschlüssig an Svens Bett, verständigen uns flüsternd in einer gespenstischen Stille, die ich zur Genüge kenne. Gemeinsam versuchen wir uns mit Sven zu unterhalten. Keine Möglichkeit, er scheint uns zwar zu verstehen, gibt selbst jedoch nur undefinierbare Laute von sich. Macht der Gewohnheit, schon bin ich unterwegs, etwas zum Schreiben zu organisieren, wir fallen zurück in längst überwunden geglaubte Zeiten.

Der nächste Schreck trifft mich wie ein Keulenschlag, Sven kann auch nicht schreiben. Nach einigen krakeligen Hieroglyphen gebe ich auf, nichts ist zu entziffern. Arnold verabschiedet sich, ich gehe mit ihm. Es gibt nichts mehr zu sagen, niedergeschlagen trennen wir uns. Ich sträube mich, zu Sven zurückkehren, wir können uns nicht einmal mehr verständigen.

Ich flüchte in den Klinikgarten, hocke schlotternd vor Kälte auf einer Bank, obwohl die Sonne unvermindert vom Himmel strahlt, greife schließlich zum Telefon. Doch auch vertraute Stimmen können mich nicht trösten, Fassungslosigkeit überall. Bevor ich mich auf den Weg zum Flughafen mache, werde ich noch einmal den Versuch unternehmen, Sven zum Reden zu bringen.

Vergeblich, nichts hat sich geändert. Ebenso bedrückend ist die Auskunft der Ärzte, aus den heute vorgenommenen Untersuchungen seien keine erkennbaren Ursachen für die neuen Störungen zu erkennen, morgen würde weitergeforscht.

Nicht der geringste Trost für mich, resigniert verabschiede ich mich, werde mich täglich telefonisch nach Sven erkundigen. Den schweren Koffer hinter mir herziehend begebe ich mich auf den Rückweg, erreiche sehr zeitig vor Abflug den Flugsteig. Ungewöhnlich, wie oft bin ich hier voller Hetze entlanggerannt, um mein Flugzeug zu erreichen, diesmal bin ich vor Sven geflohen. Noch nie zuvor befand ich mich in einer so desolaten Verfassung wie heute, nicht einmal vor der Operation.

12. BIS 22. SEPTEMBER 2000

In Berlin nehme ich alle geschäftlichen Verabredungen wahr mit dem Bemühen, meine Gedanken beisammen zu halten, was mir mehr oder weniger gut gelingt. Jeden Tag frage ich in Großhadern nach. Svens Sprechstörung hat sich leidlich gebessert, zumindest kann ich erahnen, was er sagen möchte. Die Auskünfte der Ärzte hingegen sind nicht zufrieden stellend.

Zunächst erscheint der Fall rätselhaft. Erst nach mehreren Tagen wird beim Vergleich der Röntgenaufnahmen eine geringfügige Veränderung im Bereich der implantierten Platinspiralen des Aneurysmas (Operation durch Professor Kühne am 20. April 2000 im Alfried Krupp Krankenhaus in Essen) entdeckt. Zu beurteilen, ob eine erneute Behandlung erforderlich wird, ist in Großhadern niemand in der Lage.

Der Versuch, sich mit Professor Kühne auszutauschen, war bislang vergeblich. Die neuesten Röntgenaufnahmen werden ihm zur Beurteilung zugesandt. Sollte möglicherweise eine Intervention notwendig werden, müsste diese in Essen durchgeführt werden. Das kommt mir doch sehr bekannt vor, genau diese Situation haben wir schon vor fünf Monaten durchlebt!

Ich begreife den Fall nicht. Niemand im Klinikum Großhadern, das einen weltweit hervorragenden Ruf genießt, ist in der Lage, einzugreifen. Immer wieder muss ich die gleiche Aussage hören, man könne derzeit nichts für Sven tun, er werde beobachtet und es werde abgewartet, wie sich Professor Kühne äußert.

Die auf der Station vorhandenen mobilen Telefone ermöglichen mir auch in den nächsten Tagen kurze Gespräche mit Sven. Seine wenigen Worte beruhigen mich allerdings nicht im mindesten, vielmehr bin ich in höchstem Maße alarmiert.

Die jetzige Zeit empfindet er als die schlimmste während seines gesamten Klinikaufenthalts. Vielleicht begründet sich das damit, dass seine Wahrnehmungen im Gegensatz zu früher nicht durch den Einfluss von Medikamenten getrübt sind, er diesmal den Krankenhausbetrieb real bei vollem Bewusstsein durchstehen muss. Er fühlt sich der Willkür der Ärzte ausgeliefert, wiederholt immer wieder, dass man ihn lediglich in seinem Bett liegen lasse, niemand sich um ihn kümmere.

Gegen meine eigene Überzeugung versuche ich geduldig, ihn zu beruhigen, ihm zu erklären, dass nur Professor Kühne über den weiteren Verlauf entscheiden könne. Ich kann ihn nicht bekehren, nach nunmehr vierzehntägigem Aufenthalt ohne Behandlung glaubt er fest, niemand mehr könne ihm helfen, er würde den Rest seines Lebens bis zu seinem Tode in Großhadern verbringen müssen.

Zutiefst erschrocken rufe ich Arnold an, bitte dringend um Hilfe. Der hat zwar andere Verpflichtungen, verspricht jedoch, Sven so schnell wie möglich zu besuchen. Die Aussage erscheint mir zu vage, ich werde mich selbst überzeugen. Sofort, obwohl ich für das Wochenende Büroarbeit geplant habe. Die Situation erscheint mir so prekär, dass ich alle Pläne ändere, Flüge nach München reserviere. Hinflug am Sonnabend, Rückflug mit der letzten Maschine am Sonntag. Dann wähle ich die Rufnummer des kleinen Hotels, in dem ich schon häufig übernachtet habe. Ich bin sicher, dort ein Zimmer zu bekommen. Weit gefehlt, an diesem Wochenende sei in ganz München kein einziges Bett frei, es regiere das Oktoberfest. Auch das noch! Wie konnte ich dieses nationale Ereignis übersehen.

Irgendwo muss ich schlafen. Als letzte Möglichkeit bliebe Anneliese, sie ahnt nichts von Svens Rückfall, nur im äußersten Notfall würde ich sie bitten, wir haben für genügend Aufregung gesorgt. Schon wieder telefoniere ich, diesmal mit Freunden, die in der Nähe des Klinikums wohnen. Nach einigen Stunden haben sie für mich ein Zimmer erbeutet, sogar verhältnismäßig nahe gelegen. Gewarnt werde ich allerdings hinsichtlich der Kosten, zu Zeiten des Oktoberfestes seien alle Regeln außer Kraft gesetzt. Mir ist alles gleichgültig, ich will zu Sven.

23. UND 24. SEPTEMBER 2000

Zielsicher strebe ich das Zimmer an, in dem ich mich von Sven verabschiedet habe. Fragende Gesichter blicken mich an, verwirrt schließe ich die Tür, kontrolliere die Zimmernummer. Richtig, doch wo steckt er? Allein in einem ruhigen, abgelegenen Zweibettzimmer am Ende der Station, das Bett neben ihm ist leer. Hierher verirrt sich keine Menschenseele.

Mein Blick schweift zum Fenster, grün belaubte Baumwipfel biegen sich leicht im Wind, endlos erscheint der blassblaue Himmel, eine Szenerie der Ruhe und Abgeschiedenheit.

Jetzt kann ich Svens Gedanken nachvollziehen, selbst mich befällt hier ein bedrückendes Gefühl. Niemand hat Zeit, mit ihm irgendwelche Rehabilitationsübungen zu machen, er bleibt sich selbst überlassen. Zwei Tage sinnieren wir über Leben, Sterben, Tod, ohne eine Antwort darauf zu finden, warum wir überhaupt existieren. Ich vermag nicht mehr zu entscheiden, ob der Kampf, den wir führen, lohnenswert ist. Nicht mehr aufwachen, das wäre die Erlösung. Gefährliche Gedanken ergreifen von mir Besitz, ausgelöst durch Svens Pessimismus und die irritierenden Umstände hier.

Energisch reiße ich mich aus meiner Lethargie. Finde einen Grund, die Zukunft lebenswert erscheinen zu lassen. Wir werden heiraten, so bald als möglich. Mir ist bewusst, dass künftig ich die Stärkere werde sein müssen, ein Umstand, den ich gerade nicht wollte. Mich anlehnen können, schwach sein dürfen, einen Stärkeren für mich handeln lassen, alle dies Vorstellungen habe ich an eine Verbindung mit Sven geknüpft. Vorbei. Dennoch, ich bleibe bei meinem Entschluss, spreche meine Gedanken laut aus. Svens für wenige Momente aufleuchtende Augen beweisen mir, er wird den Kampf ums Überleben aufnehmen, jetzt hat er ein Ziel. Zaghaft wendet er ein, dass sein Gesundheitszustand ungewiss sei, er wolle mich nicht belasten. Ganz fest schließe ich ihn in meine Arme, ich werde mein Versprechen nicht brechen.

Mein Kampfgeist erwacht. Erneut suche ich Gespräche mit den Ärzten, versuche zu hinterfragen, warum Professor Kühne sich nicht äußert. Mir erscheint ungeheuerlich, dass hier ein Patient lediglich aufbewahrt wird, hilflos zum Warten verurteilt. Achselzucken, das sei eben so. Ich lasse nicht locker, bohre weiter. Erst als ich erfahre, dass sich Ärzte, insbesondere Spezialisten, häufig auf Kongressen befinden und deshalb nicht antworten können, gebe ich Ruhe. Diese Erklärung hätte man mir früher geben sollen. Dennoch empört beschließe ich, mich bis Mitte kommender Woche zu gedulden. Liegt bis dahin noch immer kein Ergebnis vor, werde ich mich, wie schon so häufig, dazwischenschalten und selbst Kontakt mit Professor Kühne aufnehmen.

Sven vermutet, dass sich seine in der Rehabilitation mühsam wiedergewonnenen Fertigkeiten durch das untätige Liegen zurückbilden. Resigniert hat er aufgegeben, daran etwas ändern zu wollen. Mit viel Geduld motiviere ich ihn, zumindest jetzt, da ich bei ihm bin, aufzustehen und mit mir gemeinsam den Gang entlangzulaufen. Dabei verschweige ich, dass ich feststellen möchte, inwieweit sich sein Gehen verschlechtert hat. Der Rückschlag ist erheblich, konnte er sich in Bad Aibling relativ sicher selbstständig bewegen, steht er nun schwankend auf den Beinen, schlurft den Gang entlang, sucht auf der linken Seite bei mir Halt, rechts bietet ihm die Krankenhauswand Schutz. Es besteht nicht die geringste Aussicht, dass er sich ohne Unterstützung fortbewegt. Mit allen negativen Folgeerscheinungen bleibt er dazu verdammt, wartend die Tage ans Bett gefesselt zu verbringen.

Im Nu sind die Stunden meines Aufenthaltes vergangen. Ich hoffe inständig, Sven erscheint die Zukunft wieder lebenswert. Ich selbst zweifele an einer gemeinsamen Zeit, zu erdrückend ist die Tatsache, von den Ärzten nirgendwo einen Hoffnungsschimmer aufgezeigt zu bekommen. Auch diesmal bin ich erleichtert, mich verabschieden zu können, die Grenze meiner Selbstbeherrschung ist erreicht.

Der Montag in Berlin vergeht rasch, abends packe ich erneut meine Reisetasche. Diesmal führt mich mein Weg mit der Bahn beruflich für zwei Tage in eine andere Richtung, nach Eisenach. Vergeblich hatten wir geplant, diese Reise gemeinsam zu unternehmen, hier wollten wir den Weg zu unserem zweiten Leben beginnen. Doch ich bin allein im behaglichen Hotelzimmer, wünsche mir sehnlichst, Svens Lachen zu hören, seine Nähe zu spüren. Mich packt das zwanghafte Verlangen, zumindest eine Verbindung zwischen uns herzustellen, wenigstens seine Stimme zu hören.

Bei meinem Telefonat erfahre ich nichts Neues, noch immer ist keine Antwort von Professor Kühne eingetroffen. Sobald ich nach Berlin zurückgekehrt bin, werde ich mich mit ihm in Verbindung setzen, das Hinhalten und Warten muss ein Ende haben.

Ein Anruf erübrigt sich, am Mittwoch, dem 27. September, berichtet Sven, dass nunmehr – nach fast drei Wochen! – die Beurteilung eingetroffen sei. Damit verbunden die Anberaumung einer weiteren Operation, er würde am nächsten Tag im Krankenwagen nach Essen gefahren. Größer als meine Sorge über den neuerlichen Eingriff ist meine Erleichterung, dass nun endlich etwas geschieht. Ich wünsche ihm, er möge die Fahrt gut überstehen, morgen werde ich mich in Essen durchfragen, um mich bei ihm nach seinem Befinden zu erkundigen.

Am Donnerstag, dem 28. September, erreiche ich ihn nach mehreren vergeblichen Versuchen am späten Abend. Hoffnungsvoll lausche ich seinem Bericht. Nach einer strapaziösen Fahrt im Krankenwagen, die morgens um 8:00 Uhr in Großhadern begonnen hat, ist der Transport schließlich gegen 18:00 Uhr im Alfried Krupp Krankenhaus in Essen eingetroffen, einmal habe der Fahrer eine Abfahrt übersehen und umkehren müssen. Die Fahrt habe ihn ziemlich angestrengt, später werde Professor Kühne ihn aufsuchen und über die geplante Operation aufklären. Einzelheiten könne ich morgen erfahren. Dankbar lege ich den Hörer auf, die erste Hürde ist genommen.

Bevor ich heute mit Sven spreche, hole ich medizinische Informationen ein. Der Auslöser für die Vorfälle ist – warum erst jetzt? – zweifelsfrei diagnostiziert. Sven hat am 10. September. einen neuerlichen paramedianen Mittelhirninfarkt links (ICD-10:E63.9 = internationale Klassifizierung der Krankheit) erlitten durch eine in der Arterie entstandene Verklumpung des Blutes aus einem rekanalisierten (wieder hergestellten) Basilarisaneurysma (ICD-10:167.1 = internationale Klassifizierung der Krankheit), verbunden mit neurologischen Defiziten wie Dysarthrie (Sprechstörung), spastische Hemiparese (Lähmung) links, Fehlhaltung der Gelenke links.

Verursacht wurde der Infarkt dadurch, dass die bei der ersten Operation am 20. April eingebrachten elektrolytisch ablösbaren Platinmikrospiralen sich zusammengeschoben haben. Um den entstandenen Raum zu füllen, wird in Intubationsnarkose eine erneute endovaskuläre Behandlung des Rezidivaneurysmas mit Einbringung weiterer Plantinmikrospiralen notwendig.

Bedrohlich bauen sich in meiner Vorstellung mögliche Konsequenzen wie die nach der ersten Operation auf. Schließlich nehme ich allen Mut zusammen, stelle die entscheidende Frage, ob durch den Eingriff wiederum Lähmungserscheinungen auftreten könnten. Schon während ich die Worte ausspreche, ist mir klar, dass ich darauf keine Antwort erhalte. Ich hungere nach jedem Hoffnungsstrahl.

Meine Erwartung war umsonst, die Folgen können natürlich nicht vorausgesagt werden. Doch selbst bei schlechtesten Prognosen gebe es auch diesmal keine Alternative, jedes

Risiko müsse eingegangen werden. Die Operation sei angesetzt für den 2. Oktober.

Ich benötige einige Zeit, um das Gehörte zu verdauen, überlege, welche Informationen Sven verkraften könnte. Schließlich greife ich kurz entschlossen erneut zum Hörer. Sven lässt mich gar nicht zu Wort kommen, berichtet atemlos in kurzen Worten eben das, was ich gerade vernommen habe. Dann liest er mir aus einer Einverständniserklärung zur Operation die möglichen Komplikationen und Risiken vor, mit denen er sich durch seine Unterschrift einverstanden erklären soll. Nach Kenntnis dessen, was geschehen könnte, lehne er die Operation ab.

Während ich noch erschrocken nach einer Lösung suche, ihn von der Notwendigkeit zu überzeugen, vernehme ich seine verzagte Bitte, ich möge kommen und einen Beschluss fassen. Unglücklich lehne ich ab. Anders als bei der vorherigen Operation, als er zu einer Entscheidung nicht mehr in der Lage war, will ich die Verantwortung nicht übernehmen, das muss er selbst tun. In den folgenden Tagen – Sven hat einen eigenen Telefonanschluss – drehen sich alle Gespräche nur um eins, Operation ja, Operation nein. Wir diskutieren wiederholt eingehend alle Möglichkeiten, bis er zu der Einsicht gelangt, dass er, um überleben zu können, alle Gefahren eingehen muss. Eine Bedingung knüpft er an die Abgabe seiner Einverständniserklärung. Ich sollte bei ihm sein, wenn er aus der Narkose erwacht.

Ich kann nicht, für eine gerade zu diesem Zeitpunkt vorgesehene Geschäftsreise liegen meine Bahnfahrkarten bereits vor mir auf dem Tisch. Blitzschnell disponiere ich um, sage meine Teilnahme an einem Treffen mit Zeitungsredakteuren ab, buche über das Internet ein Zimmer im dem Krankenhaus nächstgelegenen Hotel. Nichts ist jetzt wichtiger als die Erfüllung seines Wunsches.

Dann melde ich mich noch einmal bei Sven, verspreche

bei ihm zu sein, wenn er nach dem Eingriff das Bewusstsein wiedererlangt. Trotz der Entfernung spüre ich seine Erleichterung.

2. UND 3. OKTOBER 2000

Die Bahnfahrt nutze ich zur Erstellung von Artikeln, die ich in einen vor mir stehenden Laptop eingebe, um sie später elektronisch direkt an eine Zeitung weiterzuleiten. Seufzend erinnere ich mich daran, dass ebenfalls ein wichtiges Sitzungsprotokoll verfasst werden müsste. Die Arbeit bricht über mir zusammen, ich kann es nicht ändern. Gerade während der Zeit, in der ich hier im Zug arbeite, wird er operiert. Ich darf mich jetzt nicht mit diesen Gedanken beschäftigen.

Über meiner Schreiberei ist die Zeit schnell verflossen, gleich wird der Zug auf dem Bahnsteig Essen einfahren. Neben einer kleinen Reisetasche schleppe ich den Laptop, finde vor dem Bahnhof gleich ein Taxi. Auf der Route zum Krankenhaus stoppt der Fahrer kurz vor meinem Hotel, schnell deponiere ich mein Gepäck, wenige Minuten später halten wir vor der Klinik.

Der Eingangsbereich befindet sich im Umbau, einen vertrauenerweckenden Eindruck macht das alte Gebäude auf mich nicht. Sven liegt auf der Station 4, Röntgendiagnostik und Neuroradiologie, im Zimmer 427. Die für 8:00 Uhr angesetzte Operation müsste beendet sein, er sich bei meinem Eintreffen wieder in seinem Zimmer befinden. Um 13:30 Uhr öffne ich zaghaft die Tür. Wie werde ich ihn antreffen?

Mit geöffneten Augen liegt er mit wartendem Blick in seinem Bett, erscheint hellwach. Sofort sprudelt er Worte hervor, die ich zu meiner Erleichterung verstehe, wenn auch seine Sprache seit dem am 10. September erlittenen Stammhirninfarkt nasaler und verwaschener klingt.

Um neu aufgetretene Lähmungen auszuschließen bitte ich ihn, seine Gliedmaßen zu bewegen, warte das Ergebnis mit angehaltenem Atem ab. Keine Veränderung, unermesslich erleichtert sinke ich auf die Bettkante, streichle sein heißes Gesicht. Während all unserer Telefonate habe ich niemals zu erkennen gegeben, wie groß meine Furcht vor weiteren Lähmungserscheinungen war.

Was Sven jetzt berichtet, versetzt mich allerdings in Panik. Er behauptet, überhaupt nicht operiert worden zu sein. Morgen, am 3. Oktober, werde er nach Hause entlassen. Sofort kurbelt in meinem Kopf der Gedanke, ich müsste wieder einmal umbuchen, damit ich nicht nach ihm in Berlin lande. Mein Zug fährt erst am Abend aus Essen ab, vor Mitternacht würde ich unsere Wohnung nicht erreichen.

Erst bei diesen Überlegungen beginne ich, meinen Verstand zu gebrauchen. Wenn Sven tatsächlich nicht operiert wurde, könnte das nur bedeuten, dass keine Überlebenschance bestünde.

Wortlos springe ich auf, stürze aus dem Zimmer, suche Professor Kühne. Nach kurzer Zeit bringe ich in Erfahrung, dass ich ihn im Erdgeschoss in der Klinik für Radiologie und Neuroradiologie finde. Seine Sekretärin bittet mich, Geduld aufzubringen, doch schon nach wenigen Minuten findet er Zeit für mich. Auf meine erschrockene Frage, ob überhaupt eine Operation stattgefunden habe, reagiert er mit Verblüffung. Selbstverständlich, das Aneurysma konnte komplikationslos mit weiteren Platinmikrospiralen ausgefüllt werden, die Operation sei als voller Erfolg zu werten.

Zum besseren Verständnis klemmt er Röntgenbilder an einen Leuchtkasten, ein mir inzwischen gut bekanntes Verfahren. Deutlich sichtbar markieren sich Unterschiede, der vor der Operation freie Raum stellt sich jetzt ausgefüllt dar. Die Coils wurden so nah wie möglich an die Hirnstammarterie herangeführt. Kaum sichtbar musste, um eine todbringende Verletzungsgefahr der Arterie auszuschließen, ein Blutrückstand in der Größe eines Stecknagelpunktes verbleiben. Nach menschlichem Ermessen ergäben sich dadurch keine Komplikationen.

In etwa einem halben Jahr sollte unbedingt eine Kontrolluntersuchung, wiederum eine Angiographie, vorgenommen werden, am besten hier im Krankenhaus. Dabei sei festzustellen, ob die eingebrachten Coils sich mit den körpereigenen Substanzen verwachsen hätten, Voraussetzung dafür, künftige Blutungen aus dem Aneurysma auszuschließen.

Ich möchte erfahren, wann Sven entlassen wird, habe bei der Frage Svens Ankündigung im Kopf, er käme morgen nach Hause. Frühestens zum Wochenende, wenn der gute Verlauf anhalte. Mit herzlichem Dank für die ausführliche Darstellung und die Zeit, die sich Professor Kühne genommen hat, verabschiede ich mich, einer der Fahrstühle bringt mich zurück in den vierten Stock.

Mit großen runden Augen lauscht Sven staunend meinem Bericht. Jetzt erst erkenne ich, dass er noch immer nicht vollständig wach ist, noch immer unter Narkoseeinwirkung steht. In den Abendstunden hat sich der Nebel gelichtet. Während ich mich in der Cafeteria der Klinik aufgehalten und natürlich telefoniert habe, um von der gelungenen Operation zu berichten, hat Professor Kühne im Laufe des Nachmittags selbst mit Sven gesprochen. Wahrscheinlich beginnt er nur deshalb, meinen Schilderungen zu glauben.

Am nächsten dienstfreien Tag, dem 3. Oktober, an dem sich zum elften Mal der Tag der Deutschen Einheit jährt, besuche ich Sven schon am Vormittag. Sein gestriger Zustand hat sich nicht verändert, Anzeichen einer neuen Lähmung sind nicht zu erkennen, meine Furcht ist endgültig gebannt. Mit jeder Stunde steigert sich sein Wunsch, schnellstens nach Hause zurückzukehren in seine lang entbehrte Umgebung, endlich wieder in seinem eigenen Bett zu schlafen.

Nach seiner Entlassung aus dem Alfried Krupp Krankenhaus muss er erneut in einer Rehabilitationseinrichtung weiterbehandelt werden. Ein Transport nach Berlin wird ausgeschlossen, alle Krankenhäuser sind verpflichtet, Patienten aus Kostengründen – die Transportkosten werden von den Krankenkassen übernommen – in die nächstgelegene Klinik zu verlegen. Das würde in Svens Fall eine neuerliche Unterbringung in Bad Aibling bedeuten.

Allein der Gedanke versetzt mich in Angst und Panik. Ein halbes Jahr musste er dort verbringen, wie gegenwärtig durchlebe ich noch einmal das katastrophale Ende seines Aufenthaltes. Bei meinen Grübeleien, auf welche Weise ein Krankenrücktransport nach Berlin möglich gemacht werden könnte, fällt mir als rettender Gedanke der ADAC ein, bei dem für Sven seit vielen Jahren eine *Plus*Mitgliedschaft besteht. Der Akku meines Telefons ist zwar fast am Ende, für ein Telefonat nach München wird es noch reichen.

Der Versicherungsschutz umfasst während einer Reise weltweite, personenbezogene Leistungen bei Erkrankung, Verletzung oder im Todesfall, was unter Beifügung einer ärztlichen Bestätigung unverzüglich nach Eintritt gemeldet werden muss.

Unsere Urlaubsreise haben wir am 9. April angetreten, inzwischen sind sechs Monate vergangen. Ein Zeitraum, der generell einen Versicherungsschutz ausschließt. Die Mitarbeiter des ADAC werden sich von den behandelnden Ärzten meinen geschilderten Krankheitsverlauf und die Tatsache, dass ein früherer Rücktransport nach Berlin nicht möglich war, bestätigen lassen.

Schon nach kurzer Zeit rufen sie zurück. Unter medizinischer Betreuung wird der Krankenwagentransport von Essen nach Berlin übernommen. Nach dem heutigen Feiertag werden mit dem Krankenhauspersonal Verabredungen über Zeit und Ort der Patientenübernahme vereinbart.

Mit strahlender Miene vernimmt Sven die Neuigkeit, ein tiefer Seufzer dringt aus seiner Brust, befreit schließt er die Augen. Ohne Traurigkeit, mit der er mir bislang jeden Abschied schwer gemacht hat, trennen wir uns. Morgen werde ich wie geplant mit dem Zug nach Hause fahren, in wenigen Tagen wird auch er eintreffen.

4. BIS 6. OKTOBER 2000

Habe ich über Jahrzehnte mit Begeisterung gearbeitet, so absolviere ich meinen Dienst jetzt mechanisch, ohne persönliches Engagement. Wie außenstehend beobachte ich, dass Kleinigkeiten zu Problemen stilisiert werden, Profilgehabe, Machtkämpfe, Gehässigkeiten den Geschäftsalltag mitbestimmen. Mich verwundert, dass ich davon früher nichts bemerkt habe. An mir prallen alle Angriffe ab, meine Gedanken sind einzig konzentriert auf Svens schweres Schicksal, das er mit bewundernswerter Kraft meistert.

Der Krankenhausentlassungstermin steht fest, Sven wird am Freitag, dem 6. Oktober, vom ADAC aus dem Krankenhaus in Essen abgeholt, voraussichtlich am Nachmittag zu Hause eintreffen. Wie ein Albtraum erscheint mir die seit dem 6. April durchlebte Zeit. Obwohl ich mich unendlich auf seine Rückkehr freue, denke ich mit Bangen an die beginnende neue Phase unseres Zusammenlebens. Meinte ich vor seinem Rückfall, unser bisheriges Leben dort aufnehmen zu können, wo es jäh unterbrochen wurde, habe ich diese Hoffnung begraben. Es wird sich zeigen, wie wir mit der Behinderung umgehen können, ob wir damit umgehen können.

Voller Ungeduld verlasse ich bereits mittags das Büro, um unbedingt rechtzeitig zu Hause zu sein, falls der Transport früher eintreffen sollte als vorausgesagt. Seit Stunden warte ich nun schon in der Wohnung, laufe unruhig durch alle

Räume. Die Fahrt sollte um 8:00 Uhr morgens beginnen, nach meinen Berechnungen müsste der Wagen längst eingetroffen sein. Eine Stunde werde ich mich noch gedulden, nach ergebnislosem Ablauf dieser Frist werde ich in Essen nachfragen, vielleicht hat sich die Abfahrt verzögert. Das erübrigt sich, um 17:00 Uhr endlich läutet die Türklingel.

Wir bewohnen eine im dritten Stockwerk gelegene Dachterrassenwohnung ohne Fahrstuhl. Besorgt habe ich mir häufig vorzustellen versucht, wie Sven die Treppen bewältigen würde. Ungeduldig in der Eingangstür stehend, vernehme ich leises Stimmengewirr. Geraume Zeit vergeht, endlich steht Sven vor mir, gestützt von zwei stark erscheinenden Männern, die alle Kräfte mobilisieren mussten, ihn heraufzuschaffen. Meine Bedenken bewahrheiten sich.

Die Tür fällt ins Schloss, wir sind allein. Halten uns in den Armen und können kaum fassen, dass wir wieder vereint zu Hause sind. Sven weint, bleibt lange Zeit von Schluchzen geschüttelt. Hilflos warte ich darauf, dass der Ausbruch abebbt. Später erfahre ich von Ärzten, dass dieses Verhalten nur bedingt Ausdruck eines Gefühls ist, wie ich vermute, sondern Syndrom des erlittenen Stammhirninfarkts. Bei Regungen brechen Betroffene häufig unmotiviert entweder in Weinen oder Lachen aus, sie können diese Emotionen nicht steuern. Auch Sven unterliegt in der Folgezeit derartigen Krankheitszeichen, ich werde mich daran gewöhnen.

Sichtlich erschöpft von der anstrengenden Fahrt und den Nachwirkungen der erst am Montag erfolgten Operation äußert Sven keine Einwände, als ich ihn ins Schlafzimmer führe. Und schon treffen wir auf die erste Hürde. Unser Bett erweist sich als zu niedrig, die Matratzen als zu weich, als dass er sich darauf abstützen könnte. Ihn ins Bett zu schaffen gelingt mir, doch was geschieht am Morgen, wie wird er aus dem Bett kommen? Die Gedanken daran verbanne ich erst einmal, schnell ist Sven eingeschlafen, während ich seine wenigen Habseligkeiten, die er aus dem Krankenhaus mitgebracht hat, verstaue. Dann krieche ich zu ihm ins Bett, kuschele mich an ihn, eng umschlungen schlafen wir bald beide. Als letzte Empfindung registriere ich ein tiefes Gefühl von Frieden und Ruhe.

Schon nach wenigen Stunden ist die Ruhe vorbei, Sven möchte zur Toilette. Kann er aber nicht, es besteht keine Chance, aus dem Bett zu kommen. Ich biete alle Kraft auf, zerre an ihm, stütze ihn, versuche ihm irgendwie aufzuhelfen. Vergebens. Und dann ist es zu spät, sein Bett durchnässt. Ich rolle ihn in meins, wuchte seine große, starre Matratze aus dem Rahmen, wasche sie aus, schleife sie danach zum Trocknen auf die Terrasse. Die Bettwäsche verschwindet in der Waschmaschine, die mitten in der Nacht lospoltert.

Morgen wird alles getrocknet sein, doch wo bleibe ich jetzt? Fassungslos heulend hocke ich im Wohnzimmer auf der Erde, bereits in den ersten Stunden seiner Heimkehr überfordert von dem entstandenen Fiasko. Wie soll das weitergehen?

Zitternd und frierend krieche ich schließlich zu Sven, wir müssen uns meine Betthälfte, die erheblich schmaler ist als die, die ich gerade nach draußen gewuchtet habe, teilen. Wider Erwarten schlafen wir nach der Aufregung vor Entkräftung sofort wieder ein.

Wieder zu Hause

Am nächsten Morgen – Sonnabend – gehen wir das Problem in Ruhe an und finden eine Lösung. Sven kann von meiner Betthälfte aus, zwar mit Mühen, das Fensterbrett erreichen und sich daran festhalten, mit meiner Unterstützung hochziehen und schließlich aufrichten. Wir wollen noch heute ein neues, höheres Bett kaufen. Bis das geliefert wird, wird er in meinem schlafen.

Erstmals nach mir unendlich erscheinender Zeit frühstücken wir wieder gemeinsam. Rasch beziehe ich die Betten frisch, Sven bewundert währenddessen unsere Wohnung. Liebevoll streicht seine gesunde Hand wie zur Begrüßung über Möbel, Gegenstände. Sein Gesicht verzieht sich zum Weinen, doch einen erneuten Ausbruch lasse ich nicht zu. Rasch umarme ich ihn, schiebe ihn liebevoll zum Ausgang. Jetzt werde ich ihm erst einmal sein Berlin zeigen, lange musste er es vermissen.

Recht sprachlos sitzt er während der Autofahrt neben mir, beobachtet voller Staunen, wie Berlin sich innerhalb des vergangenen halben Jahres verändert hat. Merkwürdig, das ist mir entgangen. Wir fahren zu meinem neuen Domizil, unser Büro ist aus dem Zentrum im ehemaligen West-Berlin umgezogen nach Berlin-Mitte, ehemals Ost-Berlin. Die Örtlichkeiten erscheinen ihm ungünstig, beengt und schlecht erreichbar. Noch zweifeln wir nicht daran, dass er sein Ehrenamt als Vorsitzender wird wieder ausüben können, somit auch er hierher gelangen müsste.

In der kommenden Woche wird Sven für die Dauer von acht Wochen eine fortführende ambulante Rehabilitation beginnen im ZaR Zentrum für ambulante Rehabilitation in Berlin-Mitte, ganz in der Nähe gelegen. Die Behandlungstermine sind bereits vereinbart.

Wir machen uns auf den Weg zurück, erledigen neben der Bestellung eines Bettes, dessen genaue Lieferzeit uns nicht genannt werden kann, weitere Einkäufe, Sven wartet im Wagen. Abschließend begebe ich mich in ein Sanitätsgeschäft, erstehe vorsichtshalber eine Urinflasche. Sollte er, was ich natürlich ausschließe, noch einmal nicht rasch genug aus dem Bett kommen, vermeiden wir zumindest ein weiteres Chaos.

Müde und erschöpft fallen wir zu früher Stunde ins Bett, schlafen aneinander geschmiegt friedlich durch bis zum frühen Morgen.

SONNTAG, 8. OKTOBER 2000

Seit geraumer Zeit – Minuten, Stunden? – liege ich hellwach im Bett, lausche gedämpften Geräuschen, die von der Terrasse durch das geöffnete Schlafzimmerfenster dringen. Zweige rauschen sanft im Wind, ab und zu ertönt helles Vogelgezwitscher, die aufgehende Sonne ergießt Helligkeit auf meine Bettdecke. Zufrieden betrachte ich Svens im Schlaf entspannte Gesichtszüge neben mir, streiche liebevoll über sein schmal gewordenes, blasses Gesicht. Mit vorsichtigen Bewegungen verlasse ich leise das Zimmer, schließe die Tür fest hinter mir. Vor mich hin summend decke ich den Frühstückstisch, entzünde überall Kerzen, den heutigen ersten gemeinsamen Sonntag seit Svens Erkrankung werden wir genießen.

Erneut macht die Realität meine Pläne zunichte.

Das Aufstehen aus dem Bett bewältigen wir mit geringen Schwierigkeiten, dafür offenbaren sich im Badezimmer neue Hindernisse. Hätte ich jemals die in den Krankenzimmern behindertengerechten sanitären Anlagen gesehen, hätte ich gewusst, dass in unserem Badezimmer Umbauten erforderlich werden. Vordringlich sind wir gezwungen, an den Wänden Haltegriffe montieren zu lassen, das niedrige Toilettenbecken ist zu ersetzen durch ein höheres. Ein Bad wird Sven vorerst nicht nehmen können, selbst mit meiner Unterstützung fehlt ihm die Kraft, in die Badewanne zu klettern. Und dann? Wie wir das Problem lösen, ist mir völlig unklar. Rasch vergeht der Vormittag, Sven hat sich während seiner Krankenhausaufenthalte an frühes Mittagessen gewöhnt. Appetitlos stochere ich mit der Gabel auf meinem Teller, endlos erscheint mir die Zeit, bis er seine Mahlzeit beendet hat. Er wirkt angestrengt, hält mühsam die Augen offen.

Damit er sich bei einem Mittagsschlaf erholt, drapiere ich im Wohnzimmer auf einer Ledercouch mehrere Kuschelkissen, eine warme Kaschmirdecke, führe ihn zu seinem gemütlichen Lager. Doch er sträubt sich, will sich nicht hinlegen, auch dieses Möbelstück erscheint ihm zu niedrig, die Polsterung zu weich, um später wieder aufstehen zu können.

Seufzend schiebe ich ihn in einen für mich unbequemen, für ihn jedoch sehr bequemen alten, antiquarischen Sessel. Sofort sinkt sein Kopf vornüber, er schläft mehrere Stunden fest. Die Ruhe zwingt mich, über die Ereignisse seit seiner Rückkehr nachzudenken. Deprimiert addiere ich die sich im Verlaufe des bisherigen Tages ergebenden Schwierigkeiten. Bis ich hoffnungsvoll alle Bedenken wegwische. Im Laufe der Zeit werden wir unser vorheriges Leben – wenn auch mit Einschränkungen – wieder aufnehmen können. Zunächst müssen wir alles den veränderten Bedürfnissen anpassen.

Die Dämmerung ist angebrochen, Sven hat den Nachmittag verschlafen. Verständnislos blickt er sich um, bis er lächelnd seine Umgebung erkennt. Beiläufig stelle ich ihm die Frage, ob er zu später Stunde noch Kaffee trinken möchte, rechne im Grunde mit einer Ablehnung.

Mich packt blankes Entsetzen. Er antwortet mir, aber ich kann ihn nicht verstehen.

Im Zeitraffertempo spielt sich vor meinen Augen all das ab, was ich hinter mich gebracht zu haben glaubte. Es gibt keine Chance, wir werden niemals wieder ein halbwegs normales Leben führen. Sven kauert teilnahmslos auf seinem Platz, scheint kaum zu begreifen, was geschieht. Starr vor Schreck rufe ich trotz negativer persönlicher Erfahrung Svens Exfrau an, sie ist noch immer seine behandelnde Ärztin. Raten kann sie mir nicht, verspricht jedoch vorbeizukommen. Nachdem ich den Hörer aufgelegt habe, beginne ich nachzudenken. Ich warte nicht auf ihr Eintreffen, alarmiere über Notruf 112 einen Rettungswagen.

Der Albtraum beginnt von vorn. Nach wenigen Minuten steht der Rettungswagen vor der Tür, zwei kräftige Männer befördern Sven in einem universell verwendbaren Stuhl die Treppen hinunter, eine Liege ist nicht durch das Treppenhaus zu transportieren. Das Fahrzeug startet mit heulender Sirene zum Universitätsklinikum Benjamin Franklin. Ich springe in meinen eigenen Pkw, folge dem Transport. Trotz gebotener Eile werde ich vor dem Start ermahnt, bei möglicher roter Ampelschaltung anzuhalten, keinesfalls dem durchfahrenden Rettungswagen zu folgen. Für andere Autofahrer ist eine Zusammengehörigkeit der Fahrzeuge nicht erkennbar, die Unfallgefahr bei Nichtbeachtung groß. Die Fahrt von unserer Wohnung bis ins Klinikum dauert höchstens zehn Minuten, so lange werde ich meine Gedanken zusammennehmen können.

In der Notaufnahme herrscht reger Betrieb. Verdacht auf Herzinfarkt, Unfallverletzungen, Verdacht auf Hirninfarkt, zu dieser Stunde scheint alles gleichzeitig vertreten. Sven wird, wie alle Infarktverdächtigen, sofort behandelt. Erste Erkenntnisse soll eine CT (Computertomographie) liefern. Die Röntgenräume befinden sich auf gleicher Etage wie die Notaufnahme im Erdgeschoss, eilig wird Sven auf einer Trage zu einer Kabine gefahren.

Während der CT lehne ich wie gelähmt an einer Wand vor der Röntgenkabine. Die grüne Leuchtschrift »Röntgen, kein Zutritt« sticht grell in meine Augen, meine Gedanken schweifen zurück. Ich kann mich nicht mehr erinnern, wie oft und in welcher Krankenanstalt ich wartend auf dieses überall gleiche Gebotsschild gestarrt habe.

Sven wird herausgeschoben, wir warten gemeinsam auf die Auswertung der Röntgenaufnahmen. Fest habe ich seine Hand umschlossen, lasse ihn weder meine Angst vor dem Ergebnis noch meine Befürchtungen spüren, suche nach einer Erklärung.

Möglicherweise sind weder die Folgen der Operation noch die Strapazen des langen Autotransports von Essen nach Berlin vollständig überwunden, haben die gestrige Fahrt durch Berlin mit Einkäufen und vor allem das Treppensteigen zu große Anstrengungen verursacht. Ich habe ihn nach halbjährigem Aufenthalt in Krankenhäusern und Kliniken überfordert.

Sven möchte etwas mitteilen, unverändert verstehe ich ihn, was er sagt. Seine Hand entgleitet mir, seine Augen fallen zu, mühsam ringt er nach Luft. Völlige Stille umgibt uns bis auf sein entsetzliches Keuchen. In Todesangst suche ich vergeblich nach einem Arzt. Ich kann nicht darauf warten, dass das Signal »Röntgen, kein Zutritt« erlischt, kurz entschlossen hämmere ich an eine Tür.

Sofort steht ein Arzt vor uns, betrachtet mich fragend. Ich bringe keinen vernünftigen Satz heraus, deute verzweifelt auf die Liege. Es bedarf keiner weiteren Worte, rasch hat er eine Spritze aufgezogen, legt sie in Svens Handrücken an. Das Röcheln verebbt unmittelbar, die Atmung bessert sich. Die Situation ist überstanden.

Nach diesem Schock gibt es auch eine gute Nachricht. Nach Auswertung der Röntgenaufnahmen kann eine erneute Blutung oder ein frischer Hirninfarkt ausgeschlossen werden. Dennoch wird zur Sicherheit eine Angiographie vorgenommen. Die damit verbundenen Gefahren sind mir hinreichend bekannt, verhindern kann und möchte ich sie nicht.

Sven wird in ein höheres Geschoss gefahren, unsere Bekleidung schleppend trabe ich mit. Wieder befinde ich mich wartend vor einer Krankenhaustür, die Angiographie wird etwa fünfundvierzig Minuten in Anspruch nehmen. In Ermangelung eines Stuhls kauere ich einsam auf dem Fensterbrett des Klinikums. Unter mir erkenne ich im quadratisch wirkenden Innenhof des Gebäudes einen kleinen Teich, betrachte nachdenklich die vielen erleuchteten Fenster. Welche Schicksale mögen sich dahinter verbergen?

Endlich öffnet sich die Tür. Wie vermutet, zeigt auch die Angiographie keinen Befund. Dennoch wird Sven wegen einer leichten zentral-mimischen Parese (unvollständige Gesichtslähmung) rechts sowie einer starken bulbären Dysarthrie (Sprachstörung durch Schädigung im zentralen Mittelhirn) zur weiteren Behandlung stationär aufgenommen.

Unmerklich ist der Abend angebrochen, ich begleite Sven in die vierte Etage auf die Station Stroke Unit (Behandlungseinrichtung in einem Krankenhaus mit Spezialisierung auf Schlaganfallpatienten). Mit dem Versprechen, ihn morgen unmittelbar nach dem Büro zu besuchen, verabschiede ich mich. Gedankenverloren steige ich in mein noch immer vor der Notaufnahme parkendes Auto. Wieder betrete ich allein unsere Wohnung, wandere wie versteinert durch die Räume, verharre auf der Terrasse. Finsternis umhüllt mich, weder Mond noch Sterne erhellen die Dunkelheit.

Schlimmer als die Dunkelheit am Himmel ist meine innere Finsternis. Ich kann nicht erkennen, welche Richtung unser Leben einschlägt, heule vor Verzweiflung hemmungslos, niemand hört mich. Mit Grausen denke ich an meine morgige Arbeit. Wie soll ich mich bei diesen Ereignissen konzentrieren, meine Kraft ist am Ende. Gefangen in unerträglicher Einsamkeit liege ich wach im Bett, fühle noch Svens Nähe neben mir. Niemand soll erfahren, dass er sich schon wieder im Krankenhaus befindet.

9. BIS 13. OKTOBER 2000

Ein vollständiges Verschweigen gelingt mir nicht. Bevor ich am Montag mit meiner Arbeit beginne, sage ich für Sven im ZaR (Zentrum für ambulante Rehabilitation) alle Behandlungstermine ab. Bevor ich neue vereinbare, will ich meinen heutigen Besuch im Klinikum abwarten. Neben einem Krankheitsbefund hoffe ich die voraussichtliche Dauer des Krankenhausaufenthaltes zu erfahren.

Bei Einlieferung wurde eine deutliche Bewusstseinsstörung diagnostiziert mit zunehmender Bildung einer Hemiparese (inkomplette Lähmung) links, innerhalb von einer Stunde entwickelten sich auch Hirnstammsyndrome rechts. Da sich bei der Angiographie keine Anzeichen für eine frische Blutung fanden, konnte Heparin zur Hemmung der Blutgerinnung verabreicht werden. Durch diese Therapie trat eine deutliche Befundbesserung ein.

Seitdem sich Sven auf der Stroke Unit befindet, wird er antihypertensiv (Senkung des erhöhten Blutdrucks durch Arzneimittel) überwacht. Eine weitere Untersuchung, eine Dopplersonographie (Ultraschalldiagnostik) erbrachte ebenfalls keine Hinweise auf einen Gefäßverschluss der Arterie basilaris. Von der noch verbleibenden Untersuchungsmethode einer MR Angiographie (Magnetresonanz) wurde nach Rücksprache mit Ärzten der Radiologie Abstand genommen, weil in das Aneurysma zu dessen Ausschaltung Coils (Spiralen) aus Platin implantiert wurden. Das Verhalten von Platin unter Magnetbeeinflussung stellt ein großes Risiko dar, außerdem sind Störungen im Untersuchungsbefund zu befürchten.

Täglich besuche ich Sven unmittelbar nach meiner Büroarbeit. Im Verlauf des stationären Aufenthaltes stabilisierte sich sein allgemeiner Zustand unter Verabreichung von Aspirin und Clopidogrel. Die Medikamente aus der Gruppe von Thrombozytenaggregationshemmern dienen der Vermeidung von Blutplättchenverklumpung, beugen einer möglichen Durchblutungsstörung vor.

Täglich auch verlangt Sven seine Entlassung, er möchte unter allen Umständen schnellstens nach Hause. Die Ärzte hingegen empfehlen einen weiteren Krankenhausaufenthalt. Die am Sonntag, vermutlich durch Verminderung oder Unterbrechung der Durchblutung eines Organs, ausgelösten neuen Störungen haben sich nicht zurückgebildet. Noch immer leidet Sven an einer deutlichen Sprechstörung und einer Schluckstörung, ebenso einer verstärkten Gang- und Standunsicherheit. Gegen ärztlichen Rat entscheidet er, am Freitag die Klinik zu verlassen. Der Gedanke, erneut ein behandlungsarmes Wochenende im Krankenhaus verbringen zu müssen, ist ihm unerträglich.

Am Freitagvormittag, dem 13. Oktober, sammele ich ihn und seine Sachen ein, ermahnend verabschiedet vom behandelnden Arzt. Alles wird gut gehen, Freitag der 13. ist schließlich mein Glückstag. Bisher jedenfalls. Mühsam überwindet Sven die drei Treppen zu unserer Wohnung, verriegelt erleichtert die Tür.

Die von der Bundesversicherungsanstalt genehmigte und wegen des Krankenhausaufenthaltes verschobenen ambulanten Behandlungen im ZaR beginnen unmittelbar nach Svens Entlassung am 16. Oktober. Bis zum 8. Dezember wird er mit Ausnahme der Wochenenden morgens täglich vom Fahrdienst des ZaR von zu Hause abgeholt. Mehrere Patienten werden eingesammelt, bevor der Transport in einem behindertengerechten Kleinbus sein Ziel in Berlin-Mitte erreicht. Am Nachmittag werden nach ihren Anwendungen alle auf dem gleichen Wege zurück in ihre Wohnungen gebracht.

Während eines Zeitraums von acht Wochen erfährt Sven im ZaR ähnliche Behandlungen wie schon in der Klinik in Bad Aibling, krankengymnastische Einzeltherapien auf neurophysiologischer Grundlage, Ergotherapien einzeln und in Gruppensitzungen. Neu hinzugekommen sind wegen der seit seinem Rückfall aufgetretenen Sprechschwierigkeiten logopädische Einzelanwendungen. Durch die Teilnahme an Trainingstherapien und Seminaren über Hypertonus (Bluthochdruck) erweitert sich sein inzwischen angesammeltes Wissen über seine Krankheit.

Insgesamt können während des rehabilitativen Verlaufs gute Fortschritte vor allem dadurch erzielt werden, dass er hochgradig motiviert mitarbeitet. Wie anstrengend die Anwendungen für ihn sind, erlebe ich hautnah. Häufig, wenn ich aus dem Büro nach Hause komme, hockt er in sich zusammengesunken im Sessel und schläft tief. So tief, dass ich mich stundenlang in der Wohnung bewegen kann, ohne dass er aufwacht.

Das Weihnachtsfest verbringen wir unter einem kleinen, mit Porzellananhängern geschmückten Weihnachtsbäumchen in Ruhe und Eintracht, voller Dankbarkeit darüber, dass wir die Tage gemeinsam erleben dürfen. Wieder geht ein Jahr zu Ende. Für uns war das Jahr 2000 kein gutes. Wie sollte es, besteht es doch nur aus Nullen, was war davon schon zu erwarten? Dennoch wollen wir es da beenden, wo wir es begonnen haben, in unserer gemütlichen Wohnung auf Sylt. Dort werden wir uns erholen, eine anstrengende Zeit liegt nicht nur hinter, sondern auch vor uns. Das Jahr 2001 wie auch die folgenden Jahre – wie viele, wissen weder Ärzte, Therapeuten noch wir – werden nicht minder schwierig.

Sven wird zur Erhaltung und Besserung seiner Gesundheit weiterhin regelmäßig trainieren müssen, bis auf weiteres zunächst zweimal wöchentlich eine Krankengymnastikpraxis besuchen. Zusätzlich benötigt er logopädische Hilfe, bis seine Aussprache wieder gut verständlich ist. Zwar verstehe ich alles, was er mitteilt, doch für Fremde klingen seine Worte verwaschen, lallend, als habe er mindestens ein Glas zu viel getrunken.

Alle Anwendungen beginnen nach unserem Urlaub.

Fröhlich und guten Mutes denke ich, jetzt geht es kontinuierlich nur noch aufwärts. Wir werden die Sache schon meistern. Ein wenig vergeht mein Frohsinn, als ich allein alles für unsere Kurzreise vorbereite. Ich muss nicht nur überlegen, was ich für mich mitnehmen möchte, Gleiches gilt für Sven. Als Wichtigstes bestücke ich eine neu erworbene Tablettenbox. Lebensnotwendig wird für alle Zukunft die tägliche Einnahme von Tabletten zur Blutverdünnung und Blutdrucksenkung. Mit der Medikation Plavix 75 mg, Aspirin 100 mg und Beloc zoc mite wurde er aus dem Alfried Krupp Krankenhaus entlassen, seither hat sich daran nichts geändert.

Alles, was ich nach Sylt mitnehmen möchte, liegt auf unseren Betten. Beim Packen der Koffer verstaue ich fast die Hälfte wieder zurück in die Schränke, ich kann nicht alles tragen. Bevor wir in diesem verflixten Jahr 2000 ein letztes Mal zu Hause zu Abend essen, schleppe ich unsere beiden schweren Koffer die Treppen hinunter, verstaue sie unter Ächzen und Stöhnen im Kofferraum, verschließe das Auto und die Garage fest. Die körperliche Anstrengung bringe ich schon heute hinter mich, damit ich morgen früh ausgeruht starten kann. Die Tour wird mich fordern, bislang bin ich allein kaum längere Strecken selbst gefahren. Eine Prognose, ob Sven jemals wieder wird chauffieren können, wurde von den Ärzten nicht gestellt. Vorerst werde ich diesen Part übernehmen.

Am 28. Dezember starten wir um 9:00 Uhr, die Autoverladestation von Niebüll nach Westerland erreichen wir um 13:45 Uhr. Der Autozug fährt uns gerade vor der Nase davon, wir müssen warten bis 14:30 Uhr, stehen dafür zu meiner Freude oben als erster Wagen. Doch statt der guten Sicht können wir nichts von der Insel erkennen, Regen prasselt gegen die Autoscheiben. Nach einem Kurzeinkauf landen wir schließlich bei einsetzender Dämmerung gegen 16:00 Uhr in Keitum.

Bevor ich die Koffer auspacke, stecke ich Sven unter die Dusche, pudelnass vom Regen ist er schon. Hier fühlen wir uns sicher, das Badezimmer ist mit einer bodenflächigen Dusche ausgestattet, die er risikolos betreten kann. Die Glastür lässt sich sowohl nach innen als nach außen öffnen, ich habe genug Bewegungsfreiheit, ihn zu waschen. Wir schlafen in einem skandinavischen Kojenbett, dessen Gestell wesentlich höher ist als üblicherweise die Betten in Deutschland. Das Aufstehen gelingt, zwar mit meiner Hilfe, so doch ohne Probleme.

Wir erleben typische Sylttage bei recht gemischtem Wetter. Die Sonne lässt sich kaum blicken, dunkle Wolken beherrschen den Himmel, aus denen abwechselnd Nieselregel, dicke Regentropfen, sogar Schneegriesel fällt. Wenn es weißen Wölkchen gelingt, sich durchzusetzen, bescheren sie uns bizarre Himmelsbilder. Starker Wind saust mit unberechenbaren Böen über die Insel, rüttelt an Bäumen und Sträuchern, als wolle er sie vernichten. Wir verkriechen uns in der warmen, geschützten Wohnung, vertreiben uns die Zeit mit Spielen und Lesen. Spaziergänge können wir erst nach Wetterbesserung unternehmen, das Laufen bereitet Sven unter derart erschwerten Bedingungen zu große Schwierigkeiten.

Am Silvestertag hat sich urplötzlich alles verändert. Die milden Temperaturen sind über Nacht stark gefallen, Sonne strahlt vom wolkenlosen, tiefblauen Himmel. Schon früh am Morgen starten wir, bevor sich das Wetter wieder verschlechtert, zum südlichsten Teil der Insel, nach Hörnum. Warm vermummt pilgern wir den mit Bohlen verlegten Weg entlang vom Hafen bis zum Südkap, eine Entfernung von etwa einhundertfünfzig Metern. Dort endet die Promenade, weiter durch den Sand waten kann Sven nicht. Unbeschreiblich ist das Erlebnis, im Winter bei Kälte am Wasser entlangzumarschieren, das grenzenlos scheinende Meer schimmernd im Sonnenlicht zu betrachten, die Wellen leise auf den Strand schwappen zu hören. Auf diese Sinneswahrnehmungen müssen wir verzichten, betrachten die Unendlichkeit eng aneinander geschmiegt im Windschatten des Südkaphauses.

Außer der kurzen Strecke schaffen wir keine weitere Entfernung. Wieder an unserem Wagen angelangt, perlt Schweiß über Svens Gesicht, ich hingegen zittere vor Kälte. Am Fischkiosk erstehe ich Fischspezialitäten, schon bezieht sich der Himmel. Das beunruhigt uns nicht, für den heutigen Tag hat Sven genug getan. Wir fahren nach Hause.

Die kleine Unternehmung hat Sven unsäglich angestrengt, seine Bekleidung klebt völlig durchnässt an seinem Körper. Nach einer Dusche und anschließendem Schlaf fühlt er sich regeneriert.

Wie bei jedem Jahreswechsel wollen wir beim Bleigießen ergründen, was das Schicksal für uns bereithält. Das Gegossene können wir auch heute nicht deuten, vielleicht ist es ja gut so. Ich wüsste nicht, was wir getan hätten, wenn wir zu Jahresbeginn 2000 Kenntnis davon gehabt hätten, was uns bevorsteht.

Um 24:00 Uhr klingen unsere mit Champagner gefüllten Gläser hell aneinander, auf ein neues, besseres Jahr. Sven trinkt sehr wenig, auf Alkohol sollte er auf ärztliches Anraten völlig verzichten. Kein Problem, den hat er auch zuvor kaum konsumiert.

Leise Neujahrsglückwünsche klingen zu uns, wir genießen die Ruhe und Stille. Auf der Insel dürfen wegen der Brandgefahr bei den reetgedeckten Dächern weder Feuerwerk noch Knallkörper abgebrannt werden. Wer es laut und turbulent liebt, kann sich an Stränden austoben, dort im Sand, weit entfernt von Häusern, ist alles gestattet.

Das Jahr 2001

Das strahlende Wetter erweist sich als kurze Episode. Am Neujahrsmorgen herrscht Weltuntergangsstimmung, statt der Kälte herrschen wieder milde Temperaturen. Dunkle Wolken hängen tief über der Insel. Unseren Neujahrsspaziergang unternehmen wir wegen der Feuchtigkeit auf der Promenade in Westerland, wenige Wege sind für Sven begehbar. Unsere Kapuzen fest bis auf die Nasen gezogen, kämpfen wir gegen Wind, Sturmböen, einsetzenden Regen, drohend dunkel donnert die Nordsee ans Ufer. Sylt scheint noch zu schlafen oder durch das Wetter verschreckt zu sein, wir treffen jedenfalls kaum einen Menschen.

Das neue Jahr ist gebührend begrüßt, aufatmend kehren wir in unsere gemütliche Wohnung zurück. Sogleich messen wir Svens Blutdruck – ein Blutdruckmessgerät gehört neuerdings unbedingt in jedes Reisegepäck – mit beruhigendem Ergebnis: 131/76, Puls 83. Die Anstrengung ist ihm gut bekommen, das Laufen fiel ihm heute trotz des widrigen Wetters erstaunlich leicht.

Das Jahr 2001 wird ein gutes Jahr, das verheißt schon die Zahl eins. Ein neuer Anfang und Lebensabschnitt hat begonnen, auch für uns. Wir bleiben trotz des anhaltend ungemütlichen Wetters noch weitere vier Tage auf der Insel, unternehmen täglich kurze Wanderungen, trainieren Svens Laufbewegungen.

Und fassen gravierende Entschlüsse. Wir müssen uns mit der Tatsache abfinden, unsere Berufstätigkeit aufzugeben. Schwer kann ich damit umgehen, mit Begeisterung und Herzensblut habe ich meine Arbeit über einen Zeitraum von mehr als zwanzig Jahren ausgeübt. Sven wird absehbar für geraume Zeit auf meine Hilfe rund um die Uhr, ob Tag oder

Nacht, angewiesen sein. Noch weiß ich nicht, wie ich diese Lebensumstellung verkrafte.

Obwohl Sven länger als dreißig Jahre in seiner Firma tätig war, wird ihm die Veränderung weniger Schwierigkeiten bereiten, vermute ich. Sein Leben hat einen anderen Mittelpunkt gefunden, statt des Berufs ist seine Gesundung in den Vordergrund getreten. Es gibt überhaupt kaum noch etwas anderes außer seiner Behinderung. Mit allen Sinnen und Fähigkeiten konzentriert er sich auf den Kampf, seine körperlichen Fähigkeiten zurückzuerobern.

Mit aufgetankten Kräften landen wir wohlbehalten wieder in Berlin, gerüstet für die vor uns liegende Zeit. Neben dem Ausscheiden aus dem Berufsleben stehen weitere wichtige Ereignisse bevor. Am 18. Januar wird vor Gericht meine beantragte Scheidung verhandelt. Schwierigkeiten befürchten wir nicht, sobald das Urteil Rechtskraft erhalten hat, werden wir heiraten.

Geplant ist der 23. Februar, gleichzeitig mein Geburtstag.

FREITAG, 9. FEBRUAR 2001

Wieder kauere ich allein in der Wohnung. Weinen kann ich nicht, logisch denken auch nicht, bin vor Entsetzen versteinert. Ich muss mich aus der Erstarrung befreien.

Svens Gesundheitszustand hat sich seit unserer Rückkehr von Sylt zusehends gebessert. Zweimal wöchentlich begleite ich ihn eine kurze Wegstrecke zur Krankengymnastik. Darauf, dass eine Therapeutin zu uns nach Hause kommt, verzichtet er, den zwanzig Minuten dauernden Fußweg zur Praxis wertet er als Training. Mit eisernem Willen bewegt er sich neben mir vorwärts. Das linke Bein zieht er mit einem kleinen Bogen hinter sich her, nur mit Anstrengung lässt sich der Fuß heben, ihn zu belasten gelingt kaum. Er nimmt alle

Strapazen auf sich, um den Bewegungsablauf zu bessern, Schweiß perlt über sein Gesicht. Ich hingegen ertrage neben ihm die Kälte.

Auch heute Morgen laufen wir zur Krankengymnastik. Wie so häufig, rase ich während der Zeit der Therapie durch Geschäfte, kaufe das Notwendigste zusammen, hole ihn pünktlich wieder ab. Gut geht Sven heute, die Bewegungsabläufe sind gleichmäßiger, ab und zu löse ich für kurze Zeit seine Hand aus meiner.

Er selbst ist höchst unzufrieden, nichts gehe vorwärts, die Fortschritte seien minimal. Ich versuche ihm Mut zu machen, doch seine düstere Seelenlage bessert sich nicht. Um ihn aufzuheitern, erinnere ich daran, welche Hürden wir bereits aus dem Weg geschafft haben, wir werden auch den Rest bewerkstelligen.

In nur vierzehn Tagen werden wir heiraten, haben dazu wenige, enge Freunde eingeladen. Seine Augen blitzen vor Freude kurz auf, ich hoffe, seine trübe Stimmung besiegt zu haben.

Seit einiger Zeit jogge ich täglich einmal, meist morgens. Die sportliche Betätigung tut mir gut, befreit mich für kurze Zeit von allen belastenden Gedanken. Svens Niedergeschlagenheit scheint mir überstanden, ich schnappe meine Laufschuhe, jogge etwa vier Kilometer in fünfundzwanzig Minuten. Wieder zurück, falle ich ausgelaugt und befreit in einen Sessel. Greife zum Blutdruckmessgerät, will diesmal meine Werte ermitteln. Blutdruck leicht erhöht, Puls im Verhältnis sehr niedrig. Alles normal. Nun rasch unter die Dusche. Sven betrachtet das Geschehen recht desinteressiert, spricht kein Wort.

Etwas stimmt nicht, ich spüre es sofort. Meine übliche ängstliche Frage, ob etwas sei, wird beantwortet mit einem ebenso üblichen Nein. Dieses Nein ist kaum zu verstehen. Schrecken, Entsetzen rauben mir fast den Verstand. Ich zwinge mich, die Fassung zu bewahren, will Sven unverfänglich in ein Gespräch verwickeln, um seine Sprache zu testen. Verwaschen, lallend seine Antworten. Ich sause ins Bad, schlucke eine halbe Tablette Lexotanil (Tranquilizer), das wird mich beruhigen. Seit der dramatischen Krankheitsvorfälle bewahre ich die Tabletten griffbereit im Apothekenschrank auf für den Notfall, wenn ich mir nicht mehr zu helfen weiß. Jetzt ist so eine Situation eingetreten. Ich unternehme einen neuen Versuch.

Nichts hat sich gebessert, im Gegenteil, seine Sprache wird schlechter, die Bewegungen unsicherer. Schon halte ich das Telefon in der Hand, um den Notruf zu alarmieren, doch ich stoße auf erhebliche Gegenwehr. Sven fleht, keinen Arzt zu verständigen, in keinem Fall begebe er sich noch einmal in ein Krankenhaus.

Ich zaudere, begreife seine Gefühle nur zu gut. Sein letzter Aufenthalt im Klinikum hat keine neuen Erkenntnisse gebracht, die aufgetretenen Störungen haben sich im Laufe der Zeit von selbst zurückgebildet. Es scheint, der Fall sei erneut eingetreten. Wir warten auf meine Familie, wollen den Nachmittag zusammen verbringen. Seit Svens Krankheit haben wir selten Gäste, wohl deshalb freut er sich besonders auf den heutigen Besuch.

Nach einigem Zögern lasse ich mich von meinem Vorhaben abbringen, versuche jedoch, mich mit seinem Neurologen auszutauschen. Vergeblich, der befindet sich am heutigen Freitag bereits im Wochenende.

Als einzigen Ausweg sehe ich eine Anfrage in Essen. Dorthin reisen müssen wir zur Durchführung einer Nachuntersuchung sowieso ein halbes Jahr nach der Operation, etwa im März oder April. Ich werde Professor Kühne zu den akuten Ereignissen befragen und gleichzeitig einen Termin zur Nachuntersuchung vereinbaren. Auch hier habe ich keinen Erfolg, er hält sich nicht im Krankenhaus auf, der Oberarzt kann aus einer Untersuchung nicht herausgerufen werden. Eindringlich schildere ich den Vorfall, der Oberarzt wird zurückrufen.

Unser Besuch ist inzwischen eingetroffen, wir trinken Kaffee. Sven kann sich kaum an der Unterhaltung beteiligen. Was er sagt, verstehen wir nicht. Voller Verzweiflung versuche ich die Situation zu überbrücken, bis ich erkenne, dass Svens Gesichtsausdruck sich verändert hat. In sich zusammengesunken hängt er auf dem Stuhl, will sich jetzt ohne Widerspruch vom Kaffeetisch zu einem bequemeren Sessel führen lassen. Zu spät, er kann nicht mehr aufstehen. Mit vereinten Kräften gelingt uns nach einigen Mühen die Umplatzierung. Meine Familie verabschiedet sich betreten, ich stürze zum Telefon.

Innerhalb kürzester Zeit bringen Notärzte Sven in einem Rettungswagen unter, ich folge dem Transport ins Klinikum Benjamin Franklin. Während der Fahrt mache ich mir Vorwürfe, zu lange gewartet zu haben. Ich weiß, dass im Falle eines auch noch so geringen Verdachts sofort Hilfe gerufen werden muss, immer durch Wahl der Notrufnummer 112. Dennoch habe ich gewartet.

Das missbilligende Gesicht einer Neurologin in der Notaufnahme verstärkt meine Gewissensbisse. Die ersten Anzeichen habe ich bereits gegen 13:00 Uhr bemerkt, inzwischen stehen die Zeiger auf 20:00 Uhr. Viel zu spät! Der Vorwurf schnürt mir vor Angst den Atem ab, zaghaft warte ich auf das Ergebnis der Computertomografie.

Ohne Befund, eine neue Blutung wird ausgeschlossen, nichts Auffälliges erkennbar. Sven wird erneut stationär aufgenommen und weiterbehandelt.

Hört dieser Leidensweg denn nie auf?

Zaghaft stecke ich meinen Kopf ins Krankenzimmer. Überrascht lausche ich Svens Bericht, den ich gut verstehe, fast scheint mir seine Sprache deutlicher als zuvor. Im Verlauf der nächsten drei Tage stabilisieren sich seine Bewegungen, der Zustand wie vor Auftreten der Attacke und Einlieferung im Krankenhaus ist wieder hergestellt. Ein erkennbarer Grund für die Ausfälle findet sich erneut nicht. Vermutliche Ursache scheint eine leichte Durchblutungsstörung gewesen zu sein, die sich von selbst aufgelöst hat. Ein derartiger Vorfall könne immer wieder auftreten, in jedem Fall sei über Notruf 112 die sofortige Einlieferung in ein Krankenhaus notwendig. Für das Klinikum Benjamin Franklin besteht bei Sven Aufnahmepflicht, selbst bei Überbelegung würde er nicht abgewiesen.

Am Mittwoch wird er entlassen, ich hole ihn ab. Wieder einmal schließen wir die Tür fest hinter uns, liegen uns in den Armen. Diese kurze Episode wollen wir rasch vergessen.

Dennoch, zurück bleibt ein beunruhigendes Gefühl. Wir werden wohl mit den beunruhigenden Prognosen leben müssen.

FEBRUAR 2001

Genüsslich streckt Sven sich in unserem inzwischen gelieferten neuen Bett aus, er meint im Gegensatz zum gerade überwundenen Krankenhausbett auf Wolken zu schweben. Der Schlaf besiegt ihn rasch, ich hingegen liege noch lange Zeit wach neben ihm, denke mit Bangen an die verschickten Einladungen zu unserer für den 23. Februar geplanten Hochzeit. Wird Sven überhaupt in der Lage sein, das Ereignis durchzustehen? Wir haben für den Tag nach unserer

Trauung Freunde eingeladen zu einer kleinen Feier ins Schloßhotel Teupitz, etwa eine Stunde von Berlin entfernt. Zimmer für die Übernachtungen sind reserviert.

Zuvor wollten wir die Räumlichkeiten begutachten, Svens Krankenhausaufenthalt hat uns bislang einen Strich durch die Rechnung gemacht.

Unser Vorhaben setzen wir nun unmittelbar am Tage nach seiner Entlassung am 15. Februar um. Leuchtend blauer Himmel, frühlingshafte Temperaturen lassen eine gute Fahrt vermuten. Irrtum!

In zügigem Tempo brause ich die Autobahn entlang. Plötzlich liegen unvorhersehbar quer über die Fahrbahn verstreut undefinierbare Teile, ich kann weder ausweichen noch das Tempo drosseln. Mein Versuch, die Gegenstände mittig zu überfahren, misslingt. Der Wagen ruckt einmal kurz und heftig, wir setzen die Fahrt leicht irritiert unverändert fort, wenn auch mit verlangsamter Geschwindigkeit. Dann rumpelt es heftig, das Auto zieht mit Macht nach links, ich kann es kaum halten. Die Leitplanke rückt gefährlich nahe, das Lenkrad fest umklammert steuere ich dagegen.

Es muss ein Wink des Himmels sein, an der rechten Fahrbahnseite befindet sich eine Ausbuchtung. Dort kommen wir glücklich zum Stehen. Mit zitternden Knien betrachte ich die Unglücksursache, entdecke vorn links statt eines Reifens nur noch Fetzen. Hilflos suche ich nach einer Bedienungsanleitung, um den Reifen zu wechseln. Sven kann mir nicht helfen.

Glück im Unglück, zur Rettung nahen zwei kräftige Männer, die den Vorfall beobachtet haben. Schutzengel hätten ihre Flügel weit ausgebreitet, meinen sie, es machte den Anschein, als könne ich den Wagen nicht halten. Das hätte dann wohl unser beider Ende bedeutet. Ohne Schwierigkeiten ziehen sie in kürzester Zeit den Reservereifen auf. Bei der nächsten Tankstelle sollten wir unbedingt Halt machen, der Luftdruck müsste aufgefüllt werden.

Das fängt ja gut an!

Im Schlosshotel Teupitz vergessen wir die gerade überstandene Gefahr, hier werden wir uns wohl fühlen. Auf dem Rückweg entdecken wir eine Autowerkstatt. Allein mit dem Reifenwechsel ist die Panne nicht behoben, ich werde über ein Stück Metall gefahren sein, das Auto hat deutlich sichtbar Schaden erlitten, möglicherweise sogar an der Karosserie. Wir sind noch einmal glücklich davongekommen, vor Schreck fahre ich bedeutend langsamer.

Die Welt hat sich für uns grundlegend verändert, unser Alltag konzentriert sich, frei von beruflichen Verpflichtungen, allein auf Svens Genesung. Die Tage sind ausgefüllt mit Krankengymnastik, Lesen, der Bewältigung eines unendlich scheinenden Schriftwechsels mit Krankenhäusern, Ämtern, Behörden.

Von der Krankenkasse wird ein schon im August 2000 aus der Klinik in Bad Aibling eingereichter Antrag auf Pflegeversicherung (Stufe I) zuerkannt. Sven erhält in diesen Tagen einen ebenfalls bereits aus Bad Aibling beantragten Schwerbehindertenausweis, ausgestellt vom Landesamt für Gesundheit und Soziales. Der ausgewiesene Grad seiner Behinderung beträgt 80 »aG« (»aG« bedeutet außergewöhnlich gehbehindert) und berechtigt wiederum zur Beantragung einer Sonderparkgenehmigung beim Landespolizeiverwaltungsamt.

Auf diese »Ausnahmegenehmigung zur Bewilligung von Parkerleichterungen mit EU-Parkausweis« warten wir dringend, Sven kann keine längeren Wege zurücklegen. Uns bleiben durch die Behinderung viele Unternehmungen versagt, Konzerte und Theater könnten wir besuchen, sofern wir davor einen Parkplatz finden.

Beide Ausweise gelten zunächst für einen Zeitraum von

zwei Jahren, danach wird der Grad der Behinderung erneut festgestellt. Was mag in zwei Jahren geschehen? Wir sind froh, wenn wir erst einmal den 23. Februar gesund erleben.

Allen Befürchtungen zum Trotz erreichen wir den Tag unserer Eheschließung ohne weitere Probleme. Beim Erwachen reiben wir uns bei einem Blick auf die Terrasse die Augen, ein nächtlicher Wintereinbruch hat eine traumhafte, unberührte Schneelandschaft hervorgezaubert, Pflanzen und Bäume biegen sich dick verschneit unter der ungewohnten Last. Ein strahlend blauer Himmel verstärkt die gleißende Helle, ein Tag wie für uns geschaffen.

Unser Versprechen, einander anzugehören in guten wie in schlechten Zeiten, ist jetzt auch amtlich dokumentiert, wir sind nunmehr nach dem Gesetz rechtlich verbundene Eheleute.

An unserem Lebensablauf ändert das nichts. Bedauerlicherweise auch nichts am ständigen Pendeln zwischen häuslicher Wohnung und Krankenhaus.

Täglich vor dem Frühstück kontrollieren wir Svens Blutdruck, dessen systolischer (oberer) Wert 140 nicht überschreiten sollte, der diastolische (untere) Wert sollte mit etwa 90 angezeigt werden. Häufig klettert der systolische Wert höher, die Medikamente werden umgestellt. Nach einigen Experimenten hat der Hausarzt Blutdrucksenker herausgefunden, durch deren morgendliche Einnahme sich der Blutdruck schließlich wunschgemäß einpendelt.

Vor weiteren Attacken bleibt Sven dennoch nicht geschützt.

Immer, wenn ich annehme, jetzt seien die Hindernisse endgültig überwunden, geschieht neues Unheil. Erschreckt
fahre ich aus festem Schlaf, lautes Poltern durchdringt die
morgendliche Stille. Meine Hand tastet zur Seite, das Bett
neben mir ist leer. Blitzschnell springe ich auf, vermute Sven
im Badezimmer, will die Tür öffnen. Geht nicht, die bekomme ich nicht auf, sein dahinter liegender Körper versperrt
mir den Zutritt. Beherrscht versuche ich ihn zum Korri-
gieren seiner Lage zu veranlassen, was schließlich nach
unendlichen Versuchen so weit glückt, dass ich mich in den
Raum zwängen kann. Ihn aufzurichten gelingt mir jedoch
nicht, immer wieder entgleitet er mir. Seine Kräfte sind auf-
gezehrt, die Situation scheint hoffnungslos. Trotz früher
Morgenstunde flitze ich zu Nachbarn, hole Hilfe. Gemeinsam erlösen wir Sven aus seiner verqueren Lage, schaffen
ihn ins Wohnzimmer. Dort sinkt er ermattet in einen Sessel.

Noch halte ich den Vorfall für eine vorübergehende
Schwäche. Als Sven jedoch appetitlos sein Frühstück herun-
terwürgt, werde ich stutzig. Seine Klage über Kopfschmerzen, die seit seinen Operationen völlig verschwunden sind,
versetzt mich abrupt in Alarmbereitschaft. Damit hat vor
nicht allzu langer Zeit alles begonnen.

Bei jeder Attacke steigt der Blutdruck an, der Körper
versucht erst einmal selbst mit dem Ereignis fertig zu werden. Eine Messung zeigt beängstigende Zahlen. Der systoli-
schen Wert klettert auf 190, obwohl Sven vorher sein blut-
drucksenkendes Medikament eingenommen hat. Als ich ihn
bitte, sich durch die Wohnung zu bewegen, schwankt er gefährlich von einer Seite zur anderen, sein Gleichgewicht ist
stark gestört.

Diesmal will ich mich auf keine Diskussionen einlassen,
wähle sofort die Notrufnummer. Doch Sven erhebt über-

haupt keinen Widerspruch, willenlos lässt er sich im Rettungswagen abtransportieren, ich im Konvoi hinterher.

Es beginnt das uns bereits bekannte Verfahren: Notaufnahme, Röntgen, Weiterbehandlung auf der Station 4. Um Vergleichsmöglichkeiten anstellen zu können, werde ich um die letzten, sich in unserer Wohnung befindenden Röntgenaufnahmen gebeten. Obwohl ich der Überzeugung bin, dass daraus keine neuen Erkenntnisse gewonnen werden, setze ich mich in Bewegung. Bereits nach kurzer Zeit zurück, werden alte und neue Aufnahmen zur Auswertung der Ärzte bereitgelegt.

Sven erholt sich innerhalb kurzer Zeit, am Sonntag steht fest, dass er am Montag nach nur dreitägigem Aufenthalt entlassen wird. Ich hole ihn ab, er sitzt bereits mit gepackter Tasche ungeduldig wartend auf dem Klinikgang. Bevor ich ihn erreiche, fängt mich der Dienst habende Arzt ab.

Beim Vergleich der Röntgenaufnahmen sind minimale Veränderungen erkennbar geworden. Möglicherweise hätten sich körpereigene Zellen gebildet mit dem Bestreben, den implantierten Stent zu umwachsen. Nach Stentimplantation bei Hirnoperationen ein unbekanntes Feld – kein Wunder, ist Sven doch erst der elfte Patient – wohlbekannt jedoch bei Herzpatienten. Die Zellneubildung könnte Ursache für die erneute Attacke gewesen sein.

In meiner Vorstellung umklammern Zellen bereits den Stent, verschließen ihn, die Folgen setzen ein.

Mein Entsetzen muss mir ins Gesicht geschrieben sein, der Arzt redet sogleich beruhigend auf mich ein. Herzpatienten werden zur Verhinderung unerwünschter Zellneubildung mit Erfolg bestrahlt. Ob diese Methode auch bei Hirnimplantaten Anwendung finden könnte, wird derzeit zu klären versucht. Mögliche Bestrahlungen würden allerdings in jedem Fall beachtliche Risiken bergen, weil sie ähnlich dem Verfahren bei Angiographien durch das Innere der

Arterie erfolgen müssten und neue Schlaganfälle auslösen könnten.

Svens Gesundheitszustand hat sich stabilisiert, daher bestehe im Augenblick kein Handlungsbedarf. Erst bei Auftreten neuer Attacken sei diese Behandlungsweise in Erwägung zu ziehen. Vorsorglich kooperieren die Kliniken, bei Professor Kühne sei bereits angefragt.

Wieder einmal ist ein Krankenhausaufenthalt überstanden. Am gleichen Abend besuchen wir in der Philharmonie ein Konzert. Sven genießt die Aufführung sichtlich, ich hingegen höre nichts von der Musik, sitze nur angespannt und ängstlich neben ihm, beobachte aus den Augenwinkeln jede Gesichtsbewegung. Hoffentlich wird er die Anstrengung gut überstehen.

Übersteht er, hundemüde fällt er in sein häusliches Bett, sinkt unmittelbar in tiefen Schlaf.

Trügerische Ruhe

Zur Besserung der Sprache wird Sven seit März neben der zweimal wöchentlichen Krankengymnastik von einer Logopädin therapiert. In insgesamt sechzehn Sitzungen, die ebenfalls im wöchentlichen Rhythmus stattfinden, erreicht er gute Ergebnisse, Ende April werden die Behandlungen eingestellt. Nun gilt es, die Sprache allein durch ständige Übung zu trainieren, nur auf diese Weise sind weitere Fortschritte zu erzielen. Häufig, während ich durch die Wohnung wiesele, höre ich Sven murmeln. Dann liest er Texte, über deren Unsinnigkeit ich mir oftmals ein Schmunzeln nicht verkneifen kann.

Auch krankengymnastisch vertiefen wir die in der Praxis absolvierten Übungen. Zum Beispiel werfe ich Sven einen meiner Tennisbälle zu, er versucht ihn zu fangen und mit der betroffenen Hand zurückzuwerfen. Damit trainieren wir die Beweglichkeit des Arms und der Hand, Erfolge können wir jedoch nicht erkennen. Mit großer Geduld versuchen wir es immer wieder, der Arm hängt unverändert an der Seite, die Finger bleiben verkrümmt.

Größte Schwierigkeiten haben wir zu bewältigen, um Sven zu duschen. Mühsam klettert er in die Badewanne, stützt sich dabei auf meine Schulter. Offensichtlich habe ich dabei – ich bin fünfundzwanzig Zentimeter kleiner als er – gerade die richtige Größe. Nach dem Abduschen bereitet das Verlassen der Badewanne noch größere Probleme, nach Beendigung der Aktion muss auch ich mich regelmäßig erst einmal erholen.

Bei einem Routinebesuch zur Pflegeversicherung demonstriere ich das Unternehmen zum Entsetzen der Beauftragten, die gefährliche Situation muss unbedingt schnellstens ausgeschlossen werden.

Wir holen zum Umbau des Bades beim Wohnungsvermieter das Einverständnis ein und stellen einen Antrag auf Kostenzuschuss bei der Krankenkasse. Der wird abgelehnt, weil Sven als krankheitsbedingt arbeitsunfähig gilt, jedoch noch nicht aus dem Berufsleben ausgeschieden ist. Zuständig ist damit das Landesamt für Gesundheit und Soziales.

In den Berliner Bezirken unterstützen Behindertenbeauftragte die Umsetzung der Rechte Behinderter, bei Hausbesuchen stehen sie den Betroffenen hilfreich zur Seite. Ein kompetenter, hilfreicher Mitarbeiter kommt zu uns und greift in das Geschehen ein.

Die Zusage zur Kostenübernahme durch das Landesamt für Gesundheit und Soziales geht uns schon nach wenigen Tagen zu. Am 26. März beginnt der Badumbau durch einen Fachbetrieb. Die Badewanne wird entfernt und ersetzt durch eine Duschkabine ohne Einfassung, die Sven ohne Mühe betreten kann. Zu seiner Sicherheit werden darin Haltegriffe angebracht, der Boden besteht aus rutschhemmenden Fliesen. Am 28. März ist der Umbau nach nur drei Tagen Arbeit abgeschlossen, ein großes Problem beseitigt.

Im April erhalten wir endlich auch eine Sonderparkgenehmigung, ausgestellt vom Landespolizeiverwaltungsamt der Stadt Berlin, eine weitere Erleichterung in unserem Leben.

April, der Schicksalsmonat. Meine Gedanken irren zurück in die Zeit vor einem Jahr. Sven war völlig gesund, glaubten wir wenigstens, wir schmiedeten Pläne für unsere erste Urlaubsreise, ahnten nichts von der bevorstehenden Heimsuchung.

Sven hat seinem starken Schlafbedürfnis nachgegeben, ist schon seit einiger Zeit im Schlafzimmer verschwunden. Sich ausstrecken zu können, quittiert er täglich mit wohligem Seufzen. Seine Beweglichkeit ist stark eingeschränkt, häufig sitzt er während des gesamten Tages wie magnetisch in gleicher Stellung im Sessel, klagt manchmal über Knochenschmerzen.

Sein Ruf reißt mich aus meinem Gedankenstrom. Für Sekunden setzt mein Herzschlag aus, durchlebte Situationen türmen sich im Zeitraffertempo vor mir auf, voller Angst stürze ich zu ihm. Meine Schreckensvisionen bewahrheiten sich nicht. Da liegt er im Bett, das Gesicht überstrahlt von Freude. Wackelt stolz mit den Zehen des linken Fußes. Das ist ihm bislang nicht gelungen, ein Erfolgserlebnis von unschätzbarer Wichtigkeit.

Nach dem Auf und Ab geht es nun endlich wie ein Wunder stetig aufwärts. Gymnastik und Logopädie zeigen Erfolge, in winzigsten Schritten zwar, doch deutlich erkennbar. Svens Gang bleibt weiterhin humpelig, doch kann er den linken Fuß beim Laufen leichter anheben, Drehbewegung und Schlurfen sind vermindert.

Dennoch verursachen alle Bewegungen unverändert große Anstrengung, schon nach kürzesten Wegen ist seine Kleidung klitschnass und muss gewechselt werden. Jeder Schritt – für mich unvorstellbar – erfordert seine volle Konzentration, stets muss er sich den Befehl geben, den Fuß zu heben, vorzusetzen, aufzutreten, nichts geschieht von selbst. Auch das Sprechen hat sich erheblich verbessert, seine Gesichtshälften erscheinen symmetrischer.

Dann trifft ihn erneut ein Rückschlag.

25. BIS 27. AUGUST 2001

In diesem Sommer können wir nach der Zwangspause des vergangenen Jahres erneut vierzehn Tage auf Sylt verbringen mit vielen Spaziergängen in jodhaltiger, frischer Nordseeluft, die Strecken werden länger, die Pausen kürzer. Zufrieden über die Erfolge genießen wir Fischspezialitäten jeder

Art, können uns nicht satt sehen am Anblick des Meeres, des weiten, blauen Himmels. Während der gesamten Zeit zieht kaum einmal ein Wölkchen auf, das Wetter ist ungewöhnlich beständig gut.

Doch jetzt wälze ich mich schlaflos von einer Seite auf die andere, wieder ist das Bett neben mir leer. Sven musste, kaum von unserer Reise zurückgekehrt, erneut in einem Rettungswagen – mit mir im Gefolge – im Klinikum Benjamin Franklin eingeliefert werden. Jede Attacke mindert die mühsam erzielten Fortschritte, immer wieder beginnen wir von vorn. Er befindet sich nach Durchlauf der Notaufnahme erneut auf Station 4. Die Anlässe sind stets die gleichen: Seine Sprache verschlechtert sich innerhalb kurzer Zeit rapide, einhergehend mit einer zunehmenden linksseitigen Schwäche bis hin zur Unfähigkeit, eigenständig zu stehen oder zu gehen.

Wiederholt kann durch eine bei der Notaufnahme durchgeführte CCT eine frische Blutung ausgeschlossen werden, wie bisher bleibt die Entstehung des Vorfalls offen. Vermutet wird eine vorübergehende Durchblutungsstörung im Bereich des Hirnstamms. Aufgrund der eingebrachten Coils und des Stents im Bereich der Arterie basilaris lässt sich der Hirnstamm computertomographisch schwer beurteilen. Von einer Bestrahlung wird abgeraten.

Die immer wieder auftretenden Attacken zermürben mich. Meine fröhliche Ausgeglichenheit verschwindet mehr und mehr, obwohl ich versuche, Positives an meinem derzeitigen Leben zu finden. Gewiss, ich empfinde als wunderbar, dass es mit Svens Gesundheit aufwärts geht, doch die beklemmende Erkenntnis, stets mit Rückfällen rechnen zu müssen, macht jede wirkliche Freude zunichte.

Bei Svens Entlassung am 27. August wird ihm zur Stabilisierung seines Gleichgewichts eine weitere Therapie empfohlen: Bewegung im Wasser. Im Universitätsklinikum Benjamin

Franklin wurden bis vor geraumer Zeit derartige Anwendungen durchgeführt, nun müssen wir selbst eine geeignete Einrichtung auskundschaften.

Nach mühevollen Versuchen erhalten wir ab Oktober Termine im Grunewaldbad im Seniorenhaus am Grunewald, in dem sich ein Lifter für Behinderte befindet. Den muss Sven nicht in Anspruch nehmen, ich begleite ihn. Ohne diese Hilfe wären die Anwendungen nicht zu absolvieren, er kann sich weder allein umziehen noch allein duschen, muss sich beim Gehen auf den Fliesen an mir festhalten. Während er bei einer Wassertemperatur von zweiunddreißig Grad zweimal wöchentlich vierzig Minuten lang behandelt wird, der Therapeut befindet sich dabei mit ihm gemeinsam im Wasser, ziehe ich meine Bahnen. Nach dem Wasseraufenthalt sind wir beide kaputt. Sven von den Mühen, die Übungen zu bewältigen, ich allein von der Wassertemperatur.

Das Versprechen

Ich habe mir geschworen, wir würden in die Neurologische Klinik zurückkehren, sollte Sven sein Leben packen. Im September löse ich mein stilles Versprechen ein, wir fahren für eine Woche in ein komfortables Hotel in Bad Aibling, werden von dort neben dem Klinikbesuch Ausflüge in die herrliche Umgebung unternehmen.

Sven lernt den Ort aus anderer Sicht kennen. Unser beabsichtigtes Lauftraining können wir kaum umsetzen, es regnet eine Woche lang fast unablässig. Heute machen wir uns auf den Weg in die Neurologische Klinik, die wir von unserem Hotel zu Fuß auf gleichen Wegen erreichen wie zu der Zeit, als Sven hier Patient war. Damals saß er im Rollstuhl, seither ist mehr als ein Jahr vergangen.

Wie empfindet er das heutige Unternehmen? Ich frage nicht.

Alle, die zu Svens Genesung beigetragen haben, sollen an den erzielten Erfolgen teilhaben. Uns fest an den Händen haltend, schreiten wir nebeneinander durch die noch so vertrauten Gänge, wollen zum Schwesterzimmer. So weit kommen wir gar nicht. Unversehens stehen der Oberarzt, der Sven behandelt hat, und der Leiter der Klinik vor uns. Nach dem dramatischen Abgang hat niemand erfahren, was aus Sven geworden ist. Erfreut schütteln sich alle die Hände, Sven beantwortet unzählige Fragen. Ein Therapeut will an uns vorbeigehen, bleibt ungläubig stehen. Der nächste naht, wir bilden inzwischen ein Knäuel froher, diskutierender Menschen.

Für alle bedeutet Svens Fall ein Erfolgserlebnis. Endlich einmal bewältigt ein Patient sein Leben. Zufrieden kehren wir der Klinik endgültig den Rücken, gelangen nachdenklich in unser Hotel zurück. Der Himmel hat sich zugezogen,

Regenwolken scheinen bedenklich nahe. Für morgen planen wir eine Fahrt an den Chiemsee.

Ich schalte den Fernseher ein, versuche den Wetterbericht abzufragen. Merkwürdigerweise wird am Nachmittag ein Science-Fiction-Film gezeigt, ich suche einen anderen Sender. Das Gleiche. Ich schalte weiter, auf allen Programmen rasen Flugzeuge in hohe Türme.

Es dauert einige Zeit, bis ich begreife, dass die vermeintlichen Horrorszenarien bittere Wahrheit sind.

Heute, am 11. September 2001, wurde ein Terroranschlag auf das World Trade Center in New York verübt, über 3000 Menschen verloren ihr Leben. Bis in die Nacht verfolgen wir ungläubig die Kommentare.

Diesen Tag werden wir niemals vergessen.

Ruhigere Zeiten

Das Jahr 2002 verläuft nach einem besinnlichen Jahresbeginn auf Sylt in ruhigen Bahnen ohne weitere gesundheitliche Rückschläge. Möglicherweise bewahrheitet sich die Theorie, dass winzigste Unregelmäßigkeiten bei der Operationsnarbenbildung den Blutfluss gestört und damit die Attacken ausgelöst haben könnten. Inzwischen gilt der Vernarbungsprozess als abgeschlossen.

Eine erneute ärztliche Untersuchung ergibt, dass sich Svens körperlicher Leidensweg nicht wesentlich verändert hat. Seine Behinderung besteht in vollem Umfang weiter, Schwerbehindertenausweis und Sonderparkgenehmigung werden bis zum Jahr 2017 verlängert. Die Ausübung einer beruflichen Tätigkeit bleibt ausgeschlossen, statt des von der Krankenkasse gezahlten Übergangsgeldes im Krankheitsfall erhält er seit Jahresanfang eine Erwerbsminderungsrente wegen Erwerbsunfähigkeit.

Norbert heiratet. Obwohl seit unseren Krankenbesuchen bei Sven im Klinikum Großhadern inzwischen zwei Jahre vergangen sind, kann ich unsere gravierenden Differenzen nicht vergessen. Sven möchte das in Schweden stattfindende Ereignis unbedingt miterleben, von Flugreisen wurde ihm bislang abgeraten. Also ist zunächst die ausschlaggebende Frage zu klären, ob er nun wieder fliegen darf.

Auf meine Anfrage bei Professor Kühne höre ich zu meiner Verblüffung, dass wir reisen könnten, wie wir wollten, sooft wir wollten, wohin wir wollten. Generell bestünden keine Bedenken, mit der Einschränkung, Ziele in Europa zu wählen, Arztberichte immer im Gepäck. Mit Reisen sollten wir unser Leben so schön gestalten wie überhaupt möglich, ungewiss, wie lange es anhalten wird. Sven bleibt ein Risikopatient.

Der Fall ist entschieden, trotz meines Unbehagens buche ich umgehend Flüge nach Göteborg, melde dabei die Schwerbehinderung an. Mit gemischten Gefühlen sehe ich dem bevorstehenden Ereignis entgegen.

Sven wird im Rollstuhl zu einem Zubringerbus geleitet, der uns zum Flugzeug bringt. Wir besteigen das Flugzeug als erste Passagiere, verlassen es als letzte. Meine Bedenken erweisen sich in jeder Hinsicht als überflüssig. Durch Hilfe des Flughafenservices bewältigt Sven das Unternehmen mit Bravour, von Unstimmigkeiten zwischen Norbert und mir ist außer einer vorsichtigen Reserviertheit nichts zu bemerken.

Bis Mitte des Jahres traben wir zweimal wöchentlich zur Krankengymnastik, fahren zusätzlich zweimal in der Woche ins Grunewaldbad zur Wassertherapie. Damit sind wir voll ausgelastet, kleine gesundheitliche Erfolge belohnen uns.

Durch den Kurztrip nach Schweden ermutigt, unternehmen wir kurz entschlossen eine vierzehntägige Sommerreise nach Norditalien, eine Freundin begleitet uns. Der Autoreisezug bringt uns von Berlin-Wannsee nach Villach in Österreich, Sven erhält wegen seiner Schwerbehinderung bei der Deutschen Bahn finanzielle Vergünstigungen für den Aufenthalt im Abteil. Nach dreistündiger Weiterfahrt in unserem Auto erreichen wir unser Ziel, Montegrotto.

Das Hotel, in dem wir Zimmer reserviert haben, unterhält neben medizinischen Anwendungen, die wir nicht in Anspruch nehmen, vier verschiedenartige Schwimmbecken mit unterschiedlichen Temperaturen und Größen. Wir nutzen das größte (50 x 25 m) und mit etwa sechsundzwanzig Grad Wassertemperatur gleichzeitig kühlste. Das Außenthermometer klettert mittlerweile auf sechsunddreißig Grad, selbst im Wasser stöhnen wir unter der Hitze.

Mit festem Willen durchwandert Sven täglich mehrere

Male das Becken, zwingt sich zu Bewegungsübungen, wie er sie in Berlin von seinem Therapeuten gezeigt bekommen hat. Ausflüge und weitere Unternehmungen mit Ausnahme einer Busfahrt durch die Euganäischen Hügel nehmen wir nicht in Angriff, es ist einfach zu heiß. Zufrieden, glücklich und braun gebrannt kehren wir nach Hause zurück.

Nach kurzer Regenerationspause verbringen wir vierzehn ebenso schöne Tage auf Sylt. Nach unserer Heimkehr haben sich Svens Bewegungen durch unermüdliche Spaziergänge so weit stabilisiert, dass sowohl die Anwendungen der Krankengymnastik als auch die Bewegungsübungen im Wasser reduziert werden können. Statt zweimal in der Woche sind wir zu unserer Erleichterung nur noch jeweils einmal unterwegs.

In diesem Jahr kennt unser Unternehmungsgeist keine Grenzen, bereits nach kurzer Zeit fliegen wir nach München zu einem runden Geburtstag eines Studienkollegen, unternehmen danach eine einwöchige Herbstreise nach Bad Bevensen. Unter blauem Himmel, leuchtend verfärbten Bäumen wandern wir täglich durch die Heide, Svens Laufen stabilisiert sich weiter.

Das Jahr 2002 lassen wir schließlich da ausklingen, wo wir es begonnen haben, auf Sylt. Es war ein gutes Jahr. Die Fortschritte, die Sven erreichen konnte, sind zwar minimal, aber nicht ein einziges Mal war eine Einlieferung ins Krankenhaus vonnöten. Die Attacken scheinen besiegt.

Voller Optimismus lassen wir in klirrender Kälte die Gläser klingen, begrüßen mit Blick auf für Sylt ungewöhnliche Schneemassen das Jahr 2003.

Das Jahr 2003

Wir beherzigen den Rat, häufig zu reisen, das Leben zu genießen, solange es währt. Dazu kaufen wir ein größeres, für Sven bequemeres Auto, einen Peugeot 307 SW, ein hervorragend geeignetes Reisefahrzeug. Erneut mit Automatik und sämtlicher Sonderausstattung, falls Sven doch einmal selbst chauffieren möchte. Immer mehr zeigt sich jedoch, dass er sich von diesem Gedanken trennen muss, zu schwach ist seine linke Seite, zu groß die körperlichen Beeinträchtigungen. Reiseeindrücke sind die wenigen Impulse, die ihm bleiben. Während ich mich fast täglich für einige Stunden auf dem Tennisplatz austobe, wartet er auf mich, zur Untätigkeit gezwungen. Es wird auch in Zukunft keine gemeinsame Betriebsamkeit mehr geben, selbst wenn sich sein Gesundheitszustand weiter bessert. Ich werde mich damit abfinden müssen, dass wir auf gemeinsames Tennisspielen, Radtouren, zügige Spaziergänge durch die Natur, große Fernreisen werden verzichten müssen. Begraben das Leben, von dem wir geträumt haben. Bei diesen Gedanken verspüre ich ein merkwürdiges Ziehen in der Magengegend.

Nicht nur diese Pläne sind zunichte, auch unser sexuelles Leben hat sich verändert. Immer wieder durchlebe ich die Geschehnisse nach unserer letzten Vereinigung. Damit hat alles begonnen. Ich fange an, meine Furcht zu besiegen, wir suchen das körperliche Beisammensein wieder. Svens Erektionen sind unverändert stark, jedoch kann er die Abläufe nicht mehr steuern. Mir bleibt jeder Höhepunkt versagt, mag die Ursache darin liegen, dass ich auch in dieser Situation den männlichen Part übernehmen muss, oder darin, dass ich meine Gedanken nicht ausschalten kann, Sven ängstlich beobachte. Wie vermisse ich das Explodieren jeder Faser meines Körpers, das wohlige Ermatten, Kuscheln, Regenerieren. Schmerzliche Vergangenheit.

Trotz meiner Dankbarkeit darüber, dass Sven als elfter Patient überlebt hat, mischt sich hin und wieder ein Gefühl der Trauer über all unsere verlorenen Vorstellungen und unerfüllten Wünsche.

Nach einer einwöchigen Reise durch Bayern im Frühjahr fahren wir im Frühsommer erneut nach Montegrotto, diesmal bringt uns der Autozug bis Verona. Der Weg ist nicht mehr weit, bereits nach einer Stunde sind wir angekommen. Das Auto ist größer, dafür begleiten uns nun zwei Freundinnen. Wer weiß, wie sich das in Zukunft weiterentwickelt.

Ungetrübte Sommertage verleben wir wenige Wochen später auf Sylt. Sven wartet geduldig in einem Strandrestaurant, während ich mich in die kühlen Fluten stürze, aus denen ich am liebsten überhaupt nicht mehr herausmöchte. Ich könnte vor Begeisterung jauchzen, wenn die Wellen über mir zusammenbrechen, je ungezügelter, desto besser. Beunruhigt lässt Sven mich nicht aus den Augen, doch ich tauche immer wieder aus einem Wellental auf, bis ich schließlich glücklich, erschöpft und pudelnass vor ihm stehe. Damit auch er an Badefreuden teilhaben kann, besuchen wir ab und zu das Meerwasserhallenbad in Keitum, wenige Schritte von unserem Haus entfernt gelegen. Trotz herrlicher Lage und Blick über das endlose Wattenmeer unendlich langweilig im Vergleich zur offenen Seeseite.

So verstreichen die Tage, Wochen, Monate. Wir fühlen uns auf der sicheren Seite des Lebens, beginnen die Geschehnisse zu vergessen.

Bis zum 5. November 2003. An diesem Tag, entgegen allen Erwartungen, holt Sven erneut das Schicksal ein.

Sven rüttelt mich aus tiefstem Schlaf. Unwirsch schüttele ich seine Hand ab, verkrieche mich unter der Bettdecke, möchte weiterschlafen. Bis mich seine klagende Stimme erreicht. Er möchte aufstehen, um ins Bad zu gehen. Kann er nicht, hat nach dreimaligen Versuchen aufgegeben, immer wieder sinkt er ins Bett zurück.

Als die Worte endlich mein Bewusstsein erreichen, springe ich auf. Noch erkenne ich den Ernst der Lage nicht, ergreife seinen rechten Arm. Unzählige Male habe ich ihm auf diese Weise aufgeholfen, doch heute misslingt der Versuch.

Bislang war seine linke Körperhälfte betroffen, jetzt erstmals auch der rechte Arm. Mit unendlicher Mühe gelingt es schließlich, ihn aufzurichten, dabei zuckt sein linker Arm andauernd unkontrolliert. Ein Griff zum Blutdruckmessgerät zeigt alarmierende Werte, 176/105. Nach Tabletteneinnahme verbessert sich das Ergebnis nicht, im Laufe kurzer Zeit wird die linke Seite schwächer, unsicherer. Kurzatmig ringt Sven nach Luft.

Ich glaubte ihn nach einem Jahr ohne Krankenhausaufenthalt aus der Gefahrenzone. Fast habe ich das Prozedere vergessen, wähle schließlich ergeben – zum wievielten Male? – die Notrufnummer.

Gegen Mittag befindet Sven sich nach Durchlauf der Notaufnahme und damit verbundener Untersuchungen mit Verdacht auf einen leichten rechts-zentralen Reinfarkt auf Station 4. Im Laufe der Behandlung bilden sich die Beschwerden zurück. Mit veränderter Medikation wird Sven schließlich am 11. November entlassen.

Das Mittel ASS 100 wird abgesetzt, dafür die morgendliche und abendliche Einnahme des neu auf dem Markt befindlichen Mittels Aggrenox als doppelte Prophylaxe verordnet. Mit dem Hinweis, dass wir in Zukunft mit weiteren ischämischen Attacken rechnen müssen, verlassen wir das Klinikum.

Die Worte klingen in meinen Ohren wie eine Drohung.

War das Ereignis eine Warnung? Wir fühlten uns sicher, haben bereits Reisen nach Südafrika und in die USA geplant. Die Vorhaben sind gestrichen, wir werden uns streng an die Empfehlungen der Ärzte halten, uns innerhalb Europas zu bewegen.

Den Jahreswechsel und Jahresneubeginn erleben wir mit gedämpften Erwartungen unverändert auf Sylt.

Das Jahr 2004

Sven hat es – so meinen wir – tatsächlich geschafft. Das erste Jahr frei von jedem Anfall neigt sich dem Ende, er ist von weiteren Krankenhausaufenthalten verschont geblieben. Seit mehr als vier Jahren trainiert er die Wiedererlangung verlorener Fähigkeiten. Strenge Disziplin erhält die mühsam erarbeiteten Fortschritte, neue, wenn auch minimale, können hinzugewonnen werden. Der Genesungsprozess ist noch nicht abgeschlossen, unverändert fahren wir einmal wöchentlich zu Anwendungen im Wasser ins Grunewaldbad, wahrscheinlich bis ans Lebensende. Nach Svens Beurteilung wurden und werden hier die besten Ergebnisse erzielt. Zu Beginn der Behandlungen konzentrierte der Therapeut die Übungen auf die Stabilisierung des Gleichgewichts, in der Folge auf die Beweglichkeit der betroffenen Seite.

Die übliche Krankengymnastik hingegen ist abgeschlossen, wir müssen selbst für Besserung durch viel Bewegung sorgen. Unter diesem Aspekt wählen wir unsere Reiseziele aus.

Im Frühjahr fliegen wir ein zweites Mal zu Norbert nach Schweden. Aus Norbert ist ein Familienvater mit einer entzückenden kleinen Tochter geworden, aus Sven ein stolzer Opa. Zwischen uns allen herrscht ein herzliches Verhältnis, klärende Gespräche haben die auf Missverständnissen beruhenden Unstimmigkeiten der Vergangenheit begraben.

Nach einigen Tagen voller Harmonie brechen wir auf, fahren in einem am Flughafen gemieteten Auto in Etappen die Westküste entlang bis zur norwegischen Grenze. Wir sind von Schweden so sehr begeistert, dass wir es im kommenden Jahr weiter erkunden werden. Und Opa möchte natürlich erfahren, wie sich seine kleine Enkelin weiterentwickelt.

Im Frühsommer sind wir erneut unterwegs nach Montegrotto in Italien. Dort absolviert Sven täglich mehrmals in einem der Schwimmbecken Bewegungsübungen.

Als einzige durch den Schlaganfall ausgelöste Behinderung hat sich die Sprachschwäche vollends aufgelöst, nichts ist von den Störungen zurückgeblieben, er klingt wie früher. Alle anderen Beeinträchtigungen bestehen weiter: Schwierigkeiten beim Laufen, Hustenanfälle, Verschlucken. Sobald eine Situation, meist sind die Auslöser frohe Ereignisse, ihn anrührt, verzieht sich sein Gesicht noch immer zum Aussehen einer Maus, Tränen steigen in seine Augen. Dazu fährt er sich mit einer leichten Geste mehrmals über den Kopf, immer wieder beobachte ich diese Erscheinung mit leisem Vergnügen.

Wie weit die Behinderungen bestehen bleiben oder sich weiter zurückentwickeln, kann niemand voraussagen.

Ärzte haben an Sven ein Wunder vollbracht. Sie haben seinen Tod verhindert, Krankenpersonal, Therapeuten haben geholfen, Bewegungsabläufe zurückzugewinnen.

Ihm selbst überlassen bleibt der Kampf, seine Fähigkeiten so weit wie möglich zurückzuerobern, ohne starken Überlebenswillen und Mut zur eigenen Initiative ein sinnloses Unterfangen.

Im Sommer traben wir vierzehn Tage auf Sylt umher. An meiner Hand gelingt es Sven sogar, sich durch losen Sand bis zur Wasserkante zu kämpfen, eine tolle Leistung. Auf dem festen Sand unternehmen wir kurze Strandspaziergänge, daran hätten wir nie zu denken gewagt.

Unsere letzte Reise in diesem Jahr beginnen wir am 26. Dezember, sind in unserem Auto wieder nach Sylt unterwegs, um dort wie immer den Jahreswechsel zu begehen. Mit Begeisterung denken wir an die vor uns liegende Zeit.

Wir scheinen immer dann unterwegs zu sein, wenn Ungewöhnliches passiert. Erneut beeinflusst ein katastrophales Ereignis unsere Urlaubstage. Im Autoradio erreichen uns erste Nachrichten über ein Seebeben im Indischen Ozean, das Riesenwellen an den Küsten ausgelöst hat. Menschen, Gebäude, ganze Dörfer werden mitgerissen und vernichtet. Von mehreren hundert Toten ist die Rede. In der Folge wird die Zahl ständig hochkorrigiert, sie steigt auf mutmaßlich über hunderttausend.

Wenn wir dick in wärmende Bekleidung verpackt vom Strand das glitzernde Wasser der Nordsee betrachten, denken wir an die unvorstellbare Katastrophe, das damit verbundene unsägliche Leid.

Für uns war das Jahr 2004 ein gutes. Seien die Fortschritte noch so gering, Svens Kampf geht weiter. Wir hoffen inständig, von weiteren Rückfällen verschont zu bleiben, dass uns weiterer Kummer erspart wird. Darauf, dass wir noch eine lange, glückliche Zeit miteinander verleben können. Wir haben gelernt, dass niemand gegen Schicksalsschläge gefeit ist.

Bewältigen wir gemeinsam die uns bestimmte Zukunft.

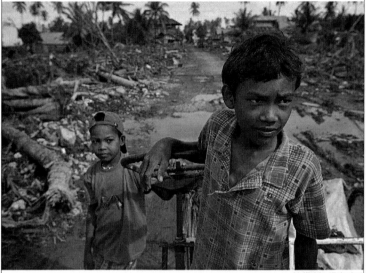
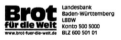